全国中医药行业高等教育"十三五"创新教材

中医心质学教程

（供中医学、针灸推拿学、中西医临床药学专业用）

主　编　李良松
副主编　徐　峰　邱天道

中国中医药出版社
·北京·

图书在版编目（CIP）数据

中医心质学教程 / 李良松主编 . —北京：中国中医药出版社，2018.11

全国中医药行业高等教育"十三五"创新教材

ISBN 978 – 7 – 5132 – 5146 – 4

Ⅰ.①中…　Ⅱ.①李…　Ⅲ.①心病（中医）—中医学院—教材　Ⅳ.① R256.2

中国版本图书馆 CIP 数据核字（2018）第 175040 号

中国中医药出版社出版

北京市朝阳区北三环东路 28 号易亨大厦 16 层

邮政编码　100013

传真　010-64405750

山东百润本色印刷有限公司印刷

各地新华书店经销

开本 787×1092　1/16　印张 9.25　字数 190 千字

2018 年 11 月第 1 版　2018 年 11 月第 1 次印刷

书号　ISBN 978 – 7 – 5132 – 5146 – 4

定价　52.00 元

网址　www.cptcm.com

社 长 热 线　010-64405720

购 书 热 线　010-89535836

维 权 打 假　010-64405753

微信服务号　zgzyycbs

微商城网址　https://kdt.im/LIdUGr

官 方 微 博　http://e.weibo.com/cptcm

天猫旗舰店网址　https://zgzyycbs.tmall.com

如有印装质量问题请与本社出版部联系（010-64405510）

全国中医药行业高等教育"十三五"创新教材

《中医心质学教程》编委会

主　编　李良松

副主编　徐　峰　邱天道

编　委　（按姓氏拼音排序）

白杨华　何广益　梁　壮

王德辰　徐睿瑶　张诗晗

前　言

《中医心质学教程》是我们继《中医心质学》之后的新近研究成果，也是一部适应教学与培训需要的实用教材。

本教材是应高等中医药院校的教学需要而编写的。在理论上做了新的提炼，便于学生理解和掌握；在临床上更贴切实用的要求，便于从业人员使用和推广；在分型上重新做了规范，将八种心质命名为：阳刚型、阴柔型、内敛型、外张型、敏感型、矛盾型、滞缓型和圆融型，便于理解、记忆和应用。

早在20多年前，我就开始关注心质理论与文献的源流和发展，并开展了相关的研究工作。众所周知，"心理学"的概念属于西方舶来品，是研究人和动物心理现象的发生、发展和活动规律的一门科学，这与中国古代的"心质学"有着本质的区别。因为真正意义上的中国"心理学"，即"心质学"，除了具有西方心理学的所有内涵之外，还包括了人道德层面、气质层面、品格层面和灵性层面的内容。因此，中国传统的心质概念可归纳为以下公式：心质＝心理＋道德＋气质＋品格＋灵性。

在儒家五经的诠释文献中，心质之理大多分开来诠释，即以名词＋动词或以名词＋形容词等组合形式。《四书因问》理解为"以心质之，乃以明格幽"，《论语学案》诠释为"诚心质行，可质神明""达者之心，质有其直"。《图书编》写道："有志孔子之学者，以吾人之本心，质之经典。其中正之轨度，为可循也。"

真正将"心质"作为一个名词与一门学问始于汉代，并随着时代的推移而日趋完善。《四库全书·人物志》写道："心质亮直，其仪劲固；心质休决，其仪进猛；心质平理，其仪安闲。"《新唐诗》亦谓："惟中原人心质良。"《人物志》为三国时魏国刘劭所撰，是书将心质分为三类：亮直、休决和平理，并对每种心质的心态品质做了规范。《新唐诗》为北宋欧阳修所撰，书中赞美了中原人群的心质纯正善良。同时，佛家、道家对心质的内涵也有精辟的论述。佛医学认为"万病由心而起"，道医学认为"心道即医道"。

从总体上来说，心质学说有三大特色：第一，具有更加广阔的外延。心质学与心理学有着本质的区别，心理学研究的是人类的心理现象，而心质学的研究内容还包括了道德、气质和品格等多重文化的元素。第二，具有更加精深的内涵。因为心质学将人放在灵魂的层面进行剖析，跨越了生理、心理和灵性的藩篱和壁垒。第三，具有更接地气的文化底蕴。众所周知，20世纪初期，我国在自然科学和社会科学领域，有部分人曾不加选择地引入了大量的西方学科概念和思想体系，将本民族、本国家的优秀科学文化传统淹没在西学东渐的潮流之中。心理学即是非常典型的例子。我们的心理健康体系、情志医学体系、身心医学体系等无不打上了西方心理学的烙印。因此，只有发扬光大中医的心质学说，才能与我们优秀的传统文化相适应，才能更为有力地接上地气。

本书分别从中医心质学概论、中医心质学的理论基础、中医心质学的理论与分型、中医心质学的临床治疗四部分来论述，内容涉及心质学定义、分型、诊断、治疗等关于中医心质理论和实践的各个方面，并从中国传统文化中的儒、释、道三维视角进行诠释和论述。书后还附有中医八种心质歌诀、心质名文选、中医心质学分型量表，为中医心质学的定量与定性研究奠定了坚实的基础，同时也为全面推广应用中医心质学提供了重要的科学依据。

我们从浩瀚的古代文献入手，经过抽丝剥茧，将心质学说进行了规范化和系统化的整理研究，使之逐渐成为中医身、心、灵健康评价与诊疗体系中不可或缺的重要内容，成为适合中医药院校、中医在职人员培训的主干教材和中医工作者、社会相关人士学习中医心质学的重要参考用书。

李良松　敬识

2018 年 4 月 19 日于北京

目 录

中医心质学概论 ▷▷▷▷

一、中医心质背景

在科学日新月异的现代社会，随着生活节奏的加快，人们所承受的压力在逐渐增大，这极易使人们产生诸如忧虑、愤怒、悲伤、恐惧等不良情绪，对人体内环境造成损害，因此情志刺激所引起的健康问题日益受到医学界的关注。

临床上，由于情志刺激引起的疾病已经取代传染病和营养不良性疾病占据了疾病谱的前列，成为危害人类健康的主要原因。据统计，在许多发达国家综合医院的住院及门诊患者中，约有2/3为情志疾病，而单纯的躯体性疾病只占1/3。我国精神病患病率已从20世纪70年代的0.54%上升到目前的1.34%，我国有各类精神障碍患者1600万人。而这类疾病的治疗往往不只是心理层面的疏导那样简单，往往需要更深层次的干预。

因此，人们已不满足于现有的中西医治疗手段，开始对心理给予越来越多的关注，同时也深刻认识到了现代心理学的局限性。目前国内心理咨询的理论与方法，即便是中医心理学，也无法摆脱西方心理学的桎梏，始终是"舶来品"占据主导地位。重拾中医经典的理念、建立真正有中国特色的一门心身学科刻不容缓。

1998年，世界卫生组织（WHO）将"灵性健康"列入健康的组成部分之一，强调要重视对患者身体、心理、灵性与社会文化各层面的照顾。此后，对灵性的研究逐渐增多。近年来，在美国，"将灵性融入心理治疗"（integrating the spirituality into psychotherapy）已经成为心理治疗行业发展的热门趋势之一。

我们鉴于目前西方心理学对灵性、悟性、道德、修养、品质等方面认知的空缺，中医心理学对中医特色理论体现的缺乏以及对情志学说的过分依赖，整体心理学对灵性讨论的缺失以及社会对灵性心理学的重视，综合各种考虑，中医心质学应运而生。

中医心质学加入对灵性、悟性、道德、修养等方面的思考，综合考虑中医情志学说、神主学说、中医体质学说等的内在联系，让人的心理和体质结构更加明晰地展现，从而能够更加系统、更加完善地指导临床实践。

二、中医心质释义

心质包含多层意义，"心"是象形文字，其甲骨文像人或动物的心脏，金文的心字多了中央一点，可看作为血液，小篆心字多的一撇可看作连着心脏的血管，隶书和楷书写作"心"。《说文解字·心部》："心，人心，土脏，在身之中，象形。博士说以为火脏。凡心之属皆从心。"由此可见"心"的本义为人的心脏。古人认为心是人感情与思维的器官，故引申为头脑、思想的意思，如"心思缜密"。《诗经·豳风·七月》中说道："女心伤悲，殆及公子同归。"此处心的引申义为内心。《诗经·小雅·巧言》："他人有心，予忖度之。"其中心引申指心思、心意。心脏位于身体中心，故还有一层引申义为中心，中央，如白居易《琵琶行》："唯见江心秋月白。"

"质"是会意字，其小篆从贝，从斦，会以财物相抵之意，隶变后楷书写作"質"，汉字简化后为"质"。《说文解字·贝部》："质，以物相赘。从贝，从斦。"因此，"质"的本义为抵押。质最基本的引申义为本质、本体，如"天生丽质难自弃"。又可引申为质朴，如《论语·雍也》："文质彬彬，然后君子。"其中质意为质朴，文的意思是文饰。又可引申为物品的优劣、质量，从而引申为人的品质或体质优劣。

"心质"一词相较"心理"而言，其内涵更加丰富，且在古籍中出现较早。"心理"一词因西方心理学的影响，已成为舶来品，缺乏中华文化的特色，其意义也早已与本义相去甚远。而"心质"一词更能体现中医的特点。三国时期魏国刘劭在《人物志》中记载有："故心质亮直，其仪劲固；心质休决，其仪进猛；心质平理，其仪安闲。"说明早在1800多年前的三国时期，人们就已经用"心质"一词来形容人的精神面貌、心态品质等方面了。经查《四库全书》中所辑古籍，在此后的古代书籍中"心质"也频繁出现，并有不同层次的意义。因而，从中医学角度来说，用"心质"一词作为情志疾病的总领概念来概括人的心性气质是有史可寻、恰如其分的。

心质有心灵特质、心理认知特点、心性特征、体质特征等多重涵义。心，引申为心灵、心态、心理等；质，引申为气质、特质、性质、体质等。心质的概念是指在人的完整生命过程之中，人于生命产生时便拥有的禀赋悟性与后天通过教化而获得的品德修养，以及受环境所影响而产生的情感情绪等多方面综合呈现的固有特质，是人类处世行事的个性倾向与行为特征的总和。心质在个人会表现出品性、习惯、思维方式、情感倾向、行为特征等方面的个体差异性，会影响某些情志类疾病的易感性及预后转归的倾向性。这些心质的特点无时无刻不体现在人的健康、亚健康与疾病的发生、发展过程中。

心质概念这一表述方式是以中医基础理论作为根柢，以中国传统文化史上数千年来古人对心质的观察研究总结为具体内容，并吸取中医心理学、中医体质学等相关学科的认识而提出来的。

三、相关学科思考

（一）中医心理学

美国著名心理学家墨菲说过："世界心理学的第一个故乡是中国。"中国毫无疑问是世界心理学思想的发源地之一，古往今来的中医学家早就将这方面的理论应用于临床实践。中医对于人类心、神、形的认识远比现代心理学所涵盖的内容更加丰富。《黄帝内经》中已经有完整系统的关于心身医学思想的阐述。古人对于生理方面的认知常用"体质"来表述，《黄帝内经》中将体质分为正常和病态两类，病态体质有形状亢奋质、形寒迟呆质、身热虚亢质等，当代国医大师王琦教授所提出的中医体质学已被广泛接受，他将人的体质分为九型：平和质、气虚质、阳虚质、阴虚质、痰湿质、湿热质、血瘀质、气郁质以及特禀质。

古人对于精神心理方面的认识程度毫不亚于生理方面，自先秦始，古圣先贤们就关注个性心理问题，孔子曾多方面分析弟子们的个性特点，从《黄帝内经》开始，医学方面就对此有极大的发挥。皇甫谧《针灸甲乙经》开卷便讨论了"形性血气"，其中"性"即个性特点等。在唐代，李延寿所写《北史》中，已有"气质"一词的记载："河朔词义贞刚，重乎气质。"而直到宋代，程朱理学的兴起，张载、"二程"等人才正式用"气质"来阐述人的个性问题，"气质"一词包含了此前"性""禀性""气性"等词的含义。《朱子语类》中关于"气质"的内容尤为丰富，朱熹所谈到的气质大致有三个层次的概念，一是"五十遍瞑然不晓，便是气质不好"，"圣人之生，其禀受浑然，气质清明纯粹"，即禀赋、天性、本能的意思；二是谈到"人之气质有深浅厚薄之不同，故感者不能齐一，必有礼以齐之"，"西北人，气质重厚淳固"，气质意即人的个性特点或是修养道德；三指谈到"气质昏浊，为私欲所胜"，此有"欲"之义，"欲"也是古人对精神心理认识的一个概念之义，在后面会详细探讨。除朱熹以外，张载"为学大益，在自求变化气质"也提出了气质的重要性。宋代名医陈自明在《妇人大全良方》中也有许多对"气质"的讨论。气质学说发展到明代，张景岳在其《景岳全书》中大量地使用了"气质"一词，如"气质之辨，少年华丽而易盈易满者""气质虽未成实，而脏腑已皆完备"等。然他所言气质一词更加了心身结合的内容，如"性情气质，亦无不关于胃气"很好地说明了中医"形神合一"的理念。明清其他医家如李中梓、叶天士等也都对此有着多方的阐述。

除气质学说以外，中国古代也不乏对于"神""郁""情志"等方面的认知，并且在中医心理学这门学科中有了较好体现。中医心理学这一学科的发展有一定的过程，20世纪80年代出版的《实用中医心理学》仍然认为中医心理学是现代心理学的一个分支，是依附于西方心理学的一门学科，而现在关于中医心理学的普遍观点是中医心理学是基于中医基础理论而与西方心理学相接轨的一门学科。20世纪80年代初期，受到世界医学模式的转变，我国才正式将国外的医学心理学引入，直到2009年，中医心理学才被国家有关部门正式确认为一门新学科。纵观近年来中医心理学的著作，无外乎尚有以下缺憾：

1. "心理"一词的概念始终沿用西方的概念，虽一再强调其思想古已有之，却并没有从其中提取属于中医的专有概念，使其始终有依附于西方心理学之嫌。

2. 在概念方面，除了列举"神""情志"等经典论述的概念外，并没有完整系统的具有辨识度的学科概念。

3. 内容上，多为罗列古人的思想，如"心主神明说""心神感知论""形神合一论"等，在讨论各家学说之外，并没有真正形成一个完整的体系。

4. 在指导治疗方面，完全陷入"七情学说"的框架之中，基本上所有的中医心理学专著都就情志、七情方面详细讨论指导治疗，而事实上，中医关于人的心理、精神、气质等内容远不止于此。

5. 在思想方面，仍然忽略了"神"的多方面的意义，并且忽略了道德修养、灵性禀赋、梦境欲念等方面极具中医特色的内容。因此，我们需要的是一门能极尽体现中医特色、真正阐发中医思想，既能与国际接轨又能领先世界水平的学科，即中医心质学。

（二）西方心理学

希波克拉底曾说过："知道谁生了病，比知道他生了什么病更重要。"长久以来，西方的学者都专注于对"心"本质的讨论，并围绕此观点提出了各种假说。然而时至今日，西方学者仍然对心身关系没有统一而有说服力的认识，无法达成一致的见解，更无法对此下定论。公元前5世纪至公元前4世纪，著名哲学家柏拉图提出了肉体灵魂二元论，认为肉体降生之后，灵魂依附于脑和脊髓，两者之间几无瓜葛。柏拉图这一哲学思想体系，极大程度上影响了基督教心神分离的宗教理念。因为持该思想的基督教在西方的地位，心身二元思想占据了此后很长的历史时期，使得医生学者长期以来割裂心身，在生命与健康问题的理解上存在根源性的偏差。

近代心身二元思想始于17世纪法国著名哲学家笛卡尔。他反对宗教，并基于唯物主义提出了全新的心身独立的观念，影响至今。现如今相当一部分临床医生忽略心理、精神类疾病，多是受笛卡尔的思想观念影响。笛卡尔之后，心身二元论中有五种学说影响较大，如心脑独立说、心脑平行说、心理是副现象说、灵魂控制说、心脑相互作用说。另外也有很多人持有绝对一元论的观念，如很多唯心主义哲学家所信奉的"理念论"，认为一切都是"心"，还有一部分唯物主义学者走向另一个极端，持有"否心理论"；荷兰的斯宾诺莎、美国的詹姆士和卡尔纳普、英国的罗素等近现代著名学者认为心脑皆受控于一种尚未被人类探知的中性实体。除了二元论与一元论，西方也出现了许多辩证思维的一元论，如"功能系统论""突现论""一元交互作用论"等，但无论是哪个方向的思想，都显现出其局限性以及与临床应用的脱节。

西方心理学是一门由哲学心理学发展而来的学科。古希腊亚里士多德的《论灵魂》被认为是最古老的心理学著作。中世纪宗教神学的兴盛，使得心理学宗教色彩极其严重。文艺复兴后，人类思想得到解放，随着自然科学的发展、人文主义的兴起，17世纪的英国哲学家洛克、贝克莱、休谟等将人的感觉、意识、本能加入心理学讨论的范畴。1879 年，现代心理学之父威廉·冯特在德国莱比锡大学创建了世界上第一个心理学实验室，此后心理学开始通过实验方法来研究而取得发展。心理学以心理现象作为其研究对象，心理现象即心理活动或精神活动在发生、发展以及变化过程中所表现出来的形态、特征与联系。人的心理现象通常分为心理过程和个性两个方面，心理过程又分为认识、情绪情感、意志三方面，认识包括感觉、知觉、记忆、思维、想象；个性又分为个性倾向性和个性心理特征，个性心理特征包括能力、气质、性格。西方心理学认为人的心理是一个动态发展的过程，处于不同人生阶段的人，都会有着不一样的心理特征。而对于心理健康的定义及标准，目前仍然是众说纷纭，学术界存在着各种各样的观点。西方心理学的缺陷体现在如下方面：①对于心理健康的认识与标准，至今没有统一的说法，学术界仍然争论不休；②西方心理学专注于讲述心理发生模式之后的发展和结果，是一种功能的运用，而忽略了人本身的功能和其本质；③西方心理学对心身关系的认识并不深刻，许多说法无论是一元论还是二元论都显露出心身本质上割裂的性质，并且因为宗教的影响，容易走极端，若非宗教崇拜即完全批判否认。

学科的发展是个漫长的过程，世界上的学者正逐渐将目光转向对灵性的探讨、对中医思想的重新重视以及对整体医学发展的必要性探讨上来。

（三）整合医学

现代整体医学是现代社会正逐渐兴起的一种医学体系，整体医学即将医学看成一个有机整体，从整体上认识医学的一些性质、对象和目的。现代整体医学与中医药学有着相似的内涵和追求。它是一门综合医学，其理论体系还未正式成形，这是一种"生物 – 心理 – 社会医学模式"，虽未正式确立，却已初具雏形。而中医学本身就是一门整体医学，也是整个世界医学的发展趋势之一。现代自然科学迅猛发展，将我们可见的宏观事物无限分解，大大促进了人类科学技术的进步，但在对宏观事物的无限分解之后，却无法再回到需要还原的重点，所以科技发展到这样的阶段后开始从还原论向整体论发展。无论研究什么事物，都应该从整理思想出发，用系统的观念来分析事物，中医学正是应时代需求而复兴的，它以整体思想为指导，细致阐述了整体本质及其组成之间的相互关系，使得还原论与整体论达到了高度统一。

在整体医学的思想环境下，整体心理学应运而生，它以整体观为框架，以中医药学的整体观为指导，研究如何将现代人的种种偏执与分裂意识恢复健康。整体心理学具有以下几个特性：唯物性、整体性、功能性和科学性。从整体论的角度来讲，中医心理学主要从广义"神"的角度来论述人的心理，几乎没有涉及人在社会中的心理与行为，因为人不仅仅是自然的人，还是社会的一部分，而中医心理学仅仅论述人的心理功能，鲜少提及功能的运用。而西方心理学是以人的大脑具体结构等生理结构为基础，论述人在社会中的行为性格，属于对人后天功能的阐述，但却缺少对人的社会本质的讨论，也没有认识到人的功能。因此整体心理学的理论认为，中医心理学和西方心理学都是不完全的，只有两相结合才是完整的心理过程。整体心理学视意元体为其生理基础，认为意元体是大脑的"产物"、大脑的"内部状态"，简单来说是意识的具象化。

整体心理学中以整体思想为指导、将中西方心理学相结合的理念值得深究与发展，但整体心理学的弊端也极为明显。其一，其理论基础"意元体"既缺乏历史资料以佐证其正确性，又无法用现代科学来证明其存在，仍属于空想阶段；其二，整体心理学基本属于东西方心理学的简单结合，实际上中医心理学与西方心理学之外，仍有许多需要探讨的问题，如灵性学说，灵性干预是医学无法避免的发展趋势之一，而整体心理学并未对这一类学说做出讨论，可见其局限性，并不是完全的"整体"；其三，整体心理学结合了佛教的见性论与唯识论，同时又强调其绝对的唯物性，笔者认为其中尚存在矛盾与争议。因此整体心理学仍是刚兴起的医学体系，尚待后人来给出完善的定义，并发掘与发展其价值。

（四）灵性心理学

在物质文明飞速提升的现今社会，精神文明的发展速度毫无疑问总是滞后于物质文明，在既有的科学成果无法满足人们对健康的渴望和对心灵层次的提升时，学者与医者们逐渐将注意力转向对灵性的探讨上来。

灵性是人类无法忽视的存在，人类在探寻宇宙真相、生命本源的同时，无可避免地要讨论到"灵性"这个话题，或许很多人对这种肉眼不可见、无法检测的事物持怀疑态度，然而科学的进步发展根植于对未知的渴望与探究。"科学"一词译自拉丁文 scienta，本义为"知识"，其狭义定义应为"借科学方法所获得的知识"，而科学方法则是一些步骤——观察、推理、假设、实验、求证等，因而科学虽借助精密仪器的探测，归根结底却还是通过人的感官来获取资料，因此科学看似研究万事万物，却无法剖析情感、道德、美学、超自然的本质类存在。科学非万能，因而对灵性等超自然的本源的探讨更显得重要。在一篇关于东西方灵性心理学的文献中，美国心理学家 Miovic 认为，任何一种世界观（有神论、无神论、不可知论）都可以与科学相容，也就是说科学既可以被用来支持有神论的观点，也可以用来支持无神论和不可知论。信仰是未经科学验证的假设，值得人们对其持尊重态度，同时并不意味着人们需要全盘接受宗教体系。因而，有些人认为灵性的含义等同于宗教的灵魂，这是一种无知的体现。西方人对灵性并没有一个统一而有说服力的定义，但其中有些关键词是毋庸置疑的：如信仰（信念、追求）、直觉等超越自身的认知维度。关于灵性能达成共识的还有一点，那就是它是确实存在且每个人都拥有的，是人类心灵的组成部分，可以完全脱离宗教。西方对于灵性心理学的研究，解决了长久以来对心理学上二元论或是一元论的争议问题，灵魂与身体不再完全割裂地被看待。人类的灵性需求、治疗上的灵性干预已经逐渐被世界所认同，也是心理学一个非常热门而重要的发展趋势。

中医学毫无疑问是具有灵性的医学。全国老中医药专家学术经验继承工作室的王晖主任致力于中医临床思维过程中灵性的作用培养。他认为，灵性分为灵智性和灵感流。《晋书·文苑传·李充》中有说道："夫极灵智之妙，总会通之和者，莫尚乎圣人。"《黄帝内经》中也有"慧然独悟""昭然独明"等记载说明灵感流的存在。《素问·移精变气论》中记载："余闻古之治病，惟其移精变气，可祝由而已。"其中的祝由二字所代表的疗法，虽各家有不同看法，但都无疑是一种灵性干预。

中医思维根植于中国传统文化与中国古代哲学，古人所谈及的天赋、灵感均是灵性的一部分，也是在研究人的思维过程、心灵气质时不可忽视的内容，这也恰恰是现今东西方心理学都缺少的部分。

四、中医心质定义

中医心质学是以中国传统文化与中医基础理论为指导，研究人类心质特征、心质类型的生理以及病理特点，分析心质疾病的产生与发展，运用心质分型指导疾病治疗、预防及养生的一门学科。

中医心质学脱胎于中国传统文化与中医药学，根植于中华千年丰厚的文化宝库。随着社会对人类精神疾病的关注的不断提升，中医心质学概念的提出不仅完善了现代心理学和中医心理学的缺漏，同时也意味着对心质现象的解说将不再是西方理论的衍生品和舶来品。

中医心质学的基本内涵，即以中国传统文化与中医基础理论为根柢，以人的心质为研究对象，以指导治疗和养生为研究目的，包括相关概念的阐释，心质分型体系的建立等内容。中医心质学是从中医学中分化出来的新的学科分支，是中医心理学的补充与升华。

中医心质学是基于中医学基础理论和中华文明的本土心质认识，吸收了儒释道三教的心性论、中医情志理论等学说而重建的学术体系。中医心质学的基础理论与中医基础理论联系密切。中医基础理论是研究和阐释中医学基础理论和基本知识的一门学科，它内容广泛，包括了阴阳五行、藏象、经络、气血津液、病因病机、治则治法等方面，涵盖了整个中医学的基本概念、基本理论、基本思维方法及基本学术原则。因此，中医基础理论往往成为中医学范畴内各学科的共同基础。中医心质学从个人的内在心质出发，主要探讨心灵质、心意质、心识质三个部分，对人类精神的认知提升到灵性、悟性的层面。同时，在指导临床治疗方面，又不脱离中医基础理论，从阴阳学说出发，结合藏象、气血津液等基本理论以指导临床辨证论治及养生康复。

中医心质学的优势在于：第一，首次提出心灵质的概念，探讨心灵质的致病病因。

中医心质学对于禀赋、智慧、灵性的认知，填补了现代中医学的空缺，使中医学成为真正意义上的整体医学。主张正视主流学术一贯回避的灵魂等心灵质的内容，用科学的眼光看待天性、灵性、智慧等人类与生俱来且一生相伴的精神特质，有助于人类更深刻地认识自我，更从容地直面人与人之间的差距，更清晰地找到精神或情志疾病的根源。第二，中医心质学真正融合了我国本土哲学思想、佛学见性论、唯识论的精华，同时基于辩证唯物主义，辩证客观地看待心灵质的内容。中医心质学结合现代心理学的优势，并融入了中医心理学中对七情学说的阐述，既包含了古人对心质的认识，又囊括了现代科学对于灵性医学的展望，是一门历史源流有迹可循、思维体系完整且发展方向走在时代前沿的学科。

中医心质学的理论基础 ▷▷▷▷

一、相关概念的辨析

心质是个完整、综合的概念，如上所述包含着三个层次，因此心质的内涵与传统中医的"神""情志""欲"等含义既有区别又有联系。

（一）神

心质的概念很容易与"神"相混淆，事实上心质与神有一定的联系，但也具有完全不同的内涵。

神。《说文解字》对"神"的解释："神，天神引出万物者也。"因而，神的本义是指天地变化的主宰者，上古时代人们对无法解释的自然现象统统归结为"神"。到了春秋战国时期，唯物主义的萌芽已经开始产生，《黄帝内经》就是一本典型的朴素唯物主义的著作，其中对"神"概念的认识已经不是上帝、佛、鬼神这样虚无缥缈了。如《素问·阴阳应象大论》："阴阳者，天地之道也，万物之纲纪，变化之父母，生杀之本始，神明之府也。"其中的"神明"，并非是神仙，而是蕴含在阴阳之中、由阴阳变化所产生的各种现象。"阴阳不测谓之神"，说明神是一种变化多端却又有着一定规律的现象的总称。这就是神的广义概念，泛指天地间一切正常变化的现象，也是一种"道"。关于神的狭义概念，张介宾在《类经》中将神概括为"万物之神"和"人身之神"。《黄帝内经》云："心者，五脏六腑之大主也，精神之所舍也。"又云："所以任物者谓之心。"可见神的狭义概念指的是人全部的生命活动包括精神意识的思维活动。"神"这个概念无疑是最接近心质的概念，但在中医心质学中，还讨论了人的心灵质，讨论人的悟性与灵性，这些并非属于神的范畴，需仔细辨析。

三神论。道教与佛教两大宗教的传播，影响了许多医家对生命本原的探讨，于是有医家开始从"元神、欲神、识神"的角度切入来研究人的心质特征。"元神"原本是道家概念，道家认为"先天神，元神也"。赵台鼎在《脉望》中说："所谓元神，内念不萌，外想不入，独我自主，谓之元神。"因而元神是生命的主宰，有了元神便有了生命，元神离去而生命终止，这与现代所言"灵魂"的概念有相似之处。"识神"为佛教概念，原指轮回学说中承受因果报应的精神实体，道家借这个概念来表示思考、意识等概念，故有时称为"思虑神"，其特点是基于元神，又能少量地作用于元神，许多养生家与道家认为识神对脏腑有规律的生理活动不利，故主张斥识神、用元神。"欲神"是道家概念，包括各种内在的欲求冲动，其特点是干扰元神，是元神虚耗的主要原因，故道家提倡"清心寡欲"。元神、识神、欲神的概念粗看之下仿佛与心质学的三层概念有所相似，实则有一定的差别。三神的概念中，后两神均过于强调了不利的作用。而在心质学中，三层概念都是以人为主体的，即便是心意质，也并非一定会对心质产生损耗，主张适度而为。

（二）七情

七情学说通常被中医心理学当作主要探讨的内容，而在中医心质学中，七情学说只是其中的一部分。七情学说是以"性、情、欲"为轴心进行动态的演化，故在此探讨性、情、欲、志的单字概念以作参考，同时也可以解释心质这一综合概念中的一些局部内容。

1. 性

清代学者阮元从字源学的角度考证，古代"生""性"为同源字，且"生"早于"性"，他在《性命古训》中说道："'性'字本从'生'，先有'生'字，后造'性'字，商周古人造此字时即已谐声，声亦意也"，1993 年出土的郭店楚简简文中的"性"字多作"眚"或"生"，可见古人早将"目"与"心"联系在了一起。而"性"最早出现在《诗经·大雅·卷阿》中，"弥尔性"曾三次出现，此处可当欲望解，除此以外，春秋时期出现的"性"字，还可有本性、本质的意思。东汉的许慎在《说文解字》中解释到"性"为"人之阳气，性善者也"。关于"性"字的含义，实属徐复观先生的见解最为精辟："性之原义，应指人生而即有之欲望、能力等而言，有如今日所说之'本能'。其所以从心者，心字出现甚早，古人多从知觉感觉来说心；人的欲望、能力，多通过知觉感觉始见，亦即须通过心而始见，所以性字便从心。其所以从生者，既系标声，同时亦即标义；此种欲望等等用，乃生而即有，且具备于人的生命之中；在生命之中，人自觉有此种作用，非由后起，于是即称此生而即有的作用为性；所以性字应为形声兼会意字。此当为性命之本义。"

2. 情

从郭店竹简到马王堆帛书，"情"字都是从青从心。故显而易见，本义是指由内心直接表达的情绪、情感。《左传·哀公八年》中的"鲁有名而无情，伐之必得志焉"，《管子·形势解》中"与人交，多伪诈，无情实"，其中的"情"多为情实、质实之义。《管子·轻重乙》中"民夺之则怒，与之则喜，民情固然"中的情主统喜怒，《礼记·礼运》中说"何谓人情？喜、怒、哀、惧、爱、恶、欲，七者弗学而能"，"情"字在此的意义已经演化为可以抽象概括所有具体的情感表现形式了。此后《荀子·正名》

上说道："生之所以然者谓之性，性之和所生，精合感应，不事而自然谓之性。性之好、恶、喜、怒、哀、乐谓之情"，荀子亦认为"情"统指一切具体的情感现象。

"性"与"情"的关系，早在先秦就有学者论述。荀子是第一个辨明性、情、欲的学者，他认为"情"是"性"的后发状态。人的"性"是人的内在本质，"情"是"性"感物而动的情感流露，由"性"感物而发的情感应合乎道理，合理则利于万物生长，如《礼记正义·中庸疏》中说："生成得理故万物齐养育焉。"

3. 欲

"六欲"最初见于《吕氏春秋·贵生》，其曰："所谓全生者，六欲皆得其宜者。"汉代高诱注："六欲，生、死、耳、目、口、鼻也。"此处所说的"六欲"指的是人的耳、目、口、鼻等的欲望。后常常出现情欲连用的情形，然而"情"和"欲"是有区别的。"情"与"欲"虽均由"性"感物而动而生，喜怒哀乐等虽见于外，但"情"并不包含占有的意思，而"欲"则包含着占有或取得的意思。因此，"情感"与"情欲"完全不同，"情感"是"性"之自然，"情欲"常出于私心而欲取得。朱熹在《朱子语类》中说道："情者，心之理；情者，性之动。"意即"性""情"是理智和情感的关系，情可发为恻隐、羞恶、是非、辞让之心，又可以发为人欲。人不能无情，但要用理去控制感情，使其免于流向人欲。清代学者戴震否认了朱熹的"性即理说"，他认为，"欲"指的是包括"声色嗅味"等在内的基本生活欲望，"情"指的是人"喜怒哀乐"的思想情感，因此他反对程朱理学的"存天理灭人欲"，而是认为以理节欲，"使无过情"。

4. 志

先秦时期荀子对"志"的论述是迄今可见最早的对"志"的定义："人生而有知，知而有志，志也者臧也。"其中的"志"指的是心储存的知识经验，也包括情感经验，与人们所理解的"意"更相近，包括"志意思慕"等。汉代学者在注解先秦典籍时，将"志"当作心之所向解。直到宋代，"志"才明确地被解释为"心之所之"。朱熹在《朱子语类》中反复提到"志者，心之所之"。"志"的"心之所藏"这一释义的出现早于"心之所之"，前者涵盖了各种心质的内容，而后者特指人的意向。清代段玉裁注释《说文解字》时，将原作释"志"的"从心，之声"改为"从心之，之亦声"，可见其字义具体化、明确化。在中医学中，虽以古代哲学为理论基础，却在概念理解上仍有偏差，"志"在中医学中的含义，如《素问·四气调神大论》中"春三月……以使志生……"作"情志"解，《灵枢·本神》曰"意之所存谓之志"，其中的"意"为记忆，而"志"有储存、保持之义，《灵枢·本神》中又说"志意者，所以御精神，收魂魄，适寒温"，指出了"志意"对其他部分的心质活动有调控的作用。《类经·藏象类》曰："一念志生，心有所向而未定，曰意；意已决而卓有所立者，曰志。"可见，"意"有意向、动机的意思，而"志"是经过动机斗争而确立奋斗目标的过程。

（三）梦

现代心理学认为梦是睡眠期中某一阶段的意识状态下所产生的一种自发性的心象活动，在睡眠中产生的自觉体验，具有视觉、听觉、运动觉等感觉性表象。而在东方，早在殷墟出土的甲骨文中，就有很多殷王占梦的记载，《说文解字》中对"梦"的解释为"寐而觉也"。中医学对梦的研究，有文字记载的历史也已有数千年的历史。中医学认为，梦是睡眠中心质活动的表现，因此通过对梦的解释，可以了解做梦者的心质状态，甚至通过梦诊来识别人的病变。《灵枢·淫邪发梦》云："正邪从外袭内，而未有定舍，反淫于藏，不得定处，与营卫俱行，而与魂魄飞扬，使人卧不得安而喜梦。"并详细地分析了各种梦的产生的病机。

梦属于特殊的心质活动，与脏腑气血、营卫运行息息相关，梦的产生不仅与人的心质有密切的联系，也是对人的体质状况的反映。中医学认为，影响梦形成以及其内容的主要有三个方面：外在邪气的刺激、身体内部的病因、精神情志。陈士元在《梦占逸旨》中论述"情溢"时云："过喜则梦开，过怒则梦闭，过恐则梦匿，过哀则梦救，过忿则梦詈，过惊则梦狂。"可见，梦与心质的关系是相互关联，相互作用，却又有不重合的部分。因此在对心质学进行探讨研究时，梦也是必不可少的一部分。

二、心质学相关学说

（一）气质学说

中医学中的"气质"，是中国传统文化的固有术语，来源于"气一元论"的思想。南宋理学兴起，朱熹、二程、张载为阐述个性问题，创用"气质""气质之性"等词，以统一之前的"情性""气性""气禀"等词。其后，学者医家逐渐统一用这个词语来讨论人的心质特点。而现代心理学的气质，指的是典型的、稳定的心理活动的动力特征，包括性情、秉性、脾气。因此中国传统对于"气质"内涵的认识，相较现代心理学是更加丰富完整的。气质学说发展到明清时期，已经有了"体质"的意义，比如明代张介宾所论的"气质"、清代徐大椿的"气体""体质"合用、近代陆晋生以"体气"相称，可见到明清时期，医家已经更倾向于符合临床实践，将气质解释为情志、体质等内容，而将其原本包含的禀赋、智慧等概念舍去了。

根据历代学者的见解可分析得出，构成气质的几大要素如下：①习性：如魏晋刘劭在《人物志》中将人分成强毅、柔顺、雄悍、凌楷、辨博、弘普、狷介、休动、沉静、朴露、韬谲等类别；②内向、外向：如绮石所言的"顺私己""顾大体"是典型的内外向分类；③情感倾向：如清代医家费伯雄所说："未事而先意将迎，既去而尚多留恋"；④行为特征：孔子在《论语·子路》中的"狂""狷""中"就是针对行为特征而言的。

气质学说中，中国传统文化认为影响气质的因素主要有以下四大方面：①禀气偏颇：朱熹云："人性虽同，禀气不能无偏禀。有得木气者，则恻隐之心常多，而羞恶辞逊是非之心，为其所塞而不发。有得金气重者，则羞恶之心常多，而恻隐辞逊是非之心，为其所塞而不发。水火亦然"；②教化作用：张载强调："为学大益，在自求变化气质"；③社会环境：在古代，身为布衣百姓与身为王公贵族所经历的社会环境必然有别，因此其气质也相异，"孟母三迁"的故事正是这一点很好的验证；④重大精神创伤：《黄帝内经》中所说"故贵脱势""尝富后贫"都是导致气质改变的重大因素。

从传统气质学说的理论来看，气质学说主要根植于宋代理学，在明清时期为医家所用时已失去其本来意义。而历代学者对于气质所包含概念的理解向来模棱两可，没有统一的认识，皆是一家之言，因此气质学说对心质理论的构建有一定的借鉴意义，但却因其不完整性而不能成为一门学科。中医心质学吸收了气质学说中的部分理论，将其完整化、系统化、科学化，并追本溯源，还原气质本来的含义，囊括进心质的概念之中，使气质学得到延伸与发展，并重新与中医学相结合，进一步升华。

（二）心性理论

在传统文化的儒释道三家中，儒家学说注重社会以及人与社会的关系，强调"仁"，儒家认为悟到仁道且以此行事，终可成为圣人。道家对于心性亦有深刻认识，道家学说注重自然，强调人与自然的关系，道家的理论基于天道，认为人通过修身养性来体悟天道的存在，遵循天道的规则而达到自然而然的境界。佛家对于心性的认识无疑是最具优势的，它强调心道，认为人可以通过拓宽自己的心灵来达到自己体悟本心、觉知真理的境界。中医心质学继承了这些心性理论的优势，如对于佛家的心道，中医心质学认为应正确认识自我心质，具体表现在个人心灵质的发展方面，要提高灵性修为，享受精神财富，而不是只注重外在的物质层面。同时，中医心质学也主张人与自然要和谐统一，这也是中医学的基本观点。儒家的观点认为，中医心质学的产生与社会环境的关系非常密切，且心质学的发展的最终目的毫无疑问是服务于人类社会，符合儒家所说的"仁道"。

佛教见性论：六祖惠能是禅宗创立者，他主张"即心是佛""世人性本自净，万法在自性"，人如果摒弃妄念，内外明澈，就能顿见真如本性而自成佛。佛教见性论认为通过"直指人心"的修炼方法，能达到明心见性的境界。这种方式不讲究四禅八定，是一种直指人心的认知方式。"明心见性"，即是明晓自己的本心，见到自己的本性。其中的本心就是"菩提心"，本性就是"佛性"，成佛的关键，就在于能否体悟"本心""本性"的真实面目。

佛教成唯识论：认为所有事物由"识"所变，在"变"中，识是"能变"，"境"

是识的对象，"境"是所变。阿赖耶识又名藏识，因为其具有能藏、所藏、执藏的意义。阿赖耶识又名异熟识，因为它能引生异熟果故。阿赖耶识又名种子识，因为它藏有诸法，是世间以及出世间一切事物的种子，意即阿赖耶识中藏有万事万物的种子，既是能藏，也是所藏，所以才成为藏识。末那识是意识的根本，其本质是恒审思量，是人我执和法我执的基础。他适合执取第八识阿赖耶识的种子为我，使意识生出自我意识，所以末那识又称为"我识"，这也是我执的作用，是形成烦恼的根本。

佛教的见性论与成唯识论虽然阐明了本性、本心、识等概念，却由于其晦涩难懂，无法被普通人普遍接受。而佛教理论属唯心主义，因此不可完全吸收。中医心质学在对心灵质概念的阐述中提到了"灵性、智慧"的概念，此智慧区别于一般的聪明智慧，是指悟性和人的觉悟能力。这一概念来源于佛教的理念，佛教中的"菩提""般若"与此意义相近。中医心质学认为心灵质中的灵性是一种与生俱来的可以使人们从意识或情志的束缚中解脱的智慧，这也很好地解释了为何现代精神类疾病常常无法通过药物治疗痊愈，却能通过患者自身的修炼排解而使情绪好转。健康是医学的终极目标，这与"成佛"是佛教的目标有异曲同工之妙，凡是能促进人类健康事业发展的学说都应正视并吸纳其优势。中医心质学也接受了见性论的一些看法，主张人应当看到自己的本性，看到心灵质的层面，重视其在心质疾病中的作用与影响，通过对心灵质的把控来实现对自我心意质、心识质的治疗。

（三）七情学说

《荀子·正名》曰："生之所以然者谓之性……性之好、恶、喜、怒、哀、乐谓之情。"荀子对情的解释是七情学说的根源之一。七情，是指喜、怒、忧、思、悲、恐、惊这七种不同的情感反应。七情，是得志于赋，应物感发，自古亦称人情。中医学中的七情学说系统是在历代医家的论述中逐步发展建立的。先秦时期，曾有四情说、五情说、六情说、七情说等发展阶段，春秋战国时期的《黄帝内经》中的论述，为中医学的七情学说奠定了基础，《黄帝内经》中的"五志"学说和"九气"论是后世医家陈无择确立七情学说的基础依据。宋代陈无择在《三因极一病证方论》中明确地提出了以喜、怒、忧、思、悲、恐、惊为基本内容的七情学说。随着现代医家对中医"七情学说"的深入研究，近年来，"中医情志学"的概念被提出，乔明琦等于2009年出版了《中医情志学》的专著，构建了中医情志学说的理论框架。该书的内容，从核心概念到情志理论与假说，从情志表现到情志心理与生理，从情志病理到情志病证与防治，对七情学说从理论到临床都进行了全面详尽的论述。

无论是七情学说，还是由其发展而来的中医情志学，对于人类心质的认识，从中医学历史上来说，都有其相对比较完整的一套理论体系，这一体系是中医心质学不可缺少的一部分。现代中医心理学，在与临床相结合的部分，多从七情学说的角度出发来阐明精神疾病的病因病机，并通过七情学说的理论基础来指导临床上的治则治法。因此虽然中医情志学是一门相对完整的学科，但中医心理学却缺少独特性，在其指导临床方面缺少独创性，也缺少对于心质的其他部分的认识与运用。而从中医心质学的概念中可看出，情志学说只是心质学不可或缺的一部分，中医心质学将情志学说的内容归于心意质这层概念之中，并提出心灵质、心识质的概念，共同构建了中医心质学这一完整的体系。并且在临床实践指导中，吸取了七情学说的临床意义，吸收其精华却不局限于七情学说，更丰富了临床心灵质、心意质的病因病机与治则。

（四）元神理论

元神理论包含了现代所说的灵魂、魂魄等概念，是生命的本质，其生理结构为脑。"元神者，即吾真心中之主宰也。"黄元吉在《乐育堂语录》中如是说。张介宾在《类经》中有云："神有元神，气有元气。""元神见则元气生，元气生则元精产。"其中元神是用了"见"也就是"现"字来描述，说明元神隶属于先天层面的心质，是一个先导性的概念，也是许多中医学概念的源泉。

三、心质的三个维度

我们以中医学"元神、欲神、识神"三神论为基础，结合佛家"般若"智慧，道家元精、元气、元神说，儒家修身论等传统文化理论以及现代心理学的气质、性格等理论，将中医心质划分为心灵质、心识质、心意质三个层面，三个层面互相融合，互相包容，相互为用，共同构建了中医心质学的理论框架。

（一）心灵质

黄宗羲的《明儒学案》中记载有："温公律身严，与人忠赤，心质神明。"这个句子中的"心质"就代表着心质的第一层内涵——心灵质。在心质学中，心灵质有以下特点：①心灵质是先天产生，与生俱来的，它与我们的生命同时存在，以生命为载体；②心灵质独立存在，不受教化、外界邪气的影响，也不受到人自身内部的情志、意识所改变；③心灵质更多的是靠人用心去体悟、去感受，非肉眼所见，也很难用现有的科技观测到。心灵质的内涵具体又可细分为以下三个方面：

1. 灵性

灵性是指人天赋的智慧，是在成长之前就已具备的特性。是人在某些场境或领域中具备天生擅长的能力或者具备灵光乍现的领悟力，在面对一些人或事时会产生的固有的行为倾向。类似梵语中"般若"的意译。同时也是一种解脱之道，可以让人们从情志或意识的束缚中解脱的终极智慧。需要提出的是，20世纪90年代末期英国人达纳·佐哈、伊恩·马歇尔夫妇提出了灵商（spiritual intelligence quotient，简写成 SQ）的概念，即是对事物本质的灵感、顿悟能力和直觉思维能力，也是对心灵质的一种现代诠释。

2. 悟性

悟性就是指一个人能够运用自身已知的认知去触通和领会同类未认识事物的能力。区别于一般的聪明才智，指个人对事物的天生觉悟能力，即儒家认为具有"举一反三""格物致知"的能力。具体包括两点：一是观察小事物，就会以小见大，推而广之；二是观察大量事物，能从不同的事物中，发现共通性。

3. 气质

气质是个人生来就具有的典型而稳定的心质特征，是人格的先天基础，也称禀性，即人的本性，是一个人与生俱来的天生的资质。这种资质大多来自遗传因素。虽然说人的性格构成有许多复杂的影响因素，但是起核心主导作用的应该还是其与生俱来的禀性。如孩子刚一落生时，最先表现出来的差异就是气质差异，有的孩子爱哭好动，有的孩子平稳安静。唐人旧藏本《古文苑》中载"表虽裂剥，心质贞悫。"其中心质就有气质之义。

三者的区别：说了就懂说明一个人有悟性；而不说就懂则说明此人有灵性。有悟性就是有善根慧根，有灵性就是有宇宙意识相协调的能力，气质则决定了人们一生性格倾向性的基础。

（二）心识质

心质的第二层内涵是心识质。古籍中关于心质的描述多倾向于这一层含义，如北宋欧阳修等人编纂的《新唐书》中记载"惟中原人心质良"，黄宗羲《明儒学案》中曰"盖野人之心质实"，白居易在《白氏长庆集》中也写有"心质善者众，不善者鲜"。众多说法不再赘述。心识质有以下特点：①心识质是后天形成的，是在人的成长过程中慢慢形成的固有的心态特质。②心识质会受到教育、教化的影响，也受到周围的人、事、物等社会环境的影响，缓慢固化。③心识质不同于心灵质，不是一成不变的，然而一旦形成，短时间内是难以改变的。情商是在心识质塑造的基础上形成的。心识质的内涵具体又可细分为以下三个方面：

1. 性格

性格是在先天气质、禀性的基础上通过后天的课堂及社会的学习塑造打磨出的相对稳定、长期存在的对现实的稳定的态度，以及与这种态度相应的，习惯化了的行为方式。性格更多受到后天环境的影响，具有较为明显的社会化特性，在不同的社会文化条件下，人们的性格有较大的差异。

2. 品质

品质包括道德、品行等通过后天修养形成的品质。宋代褚伯秀在《南华真经义海纂微》中写道："文博者，心质之饰；初者，性命之本也。"其中的"心质"就是后天修养之义。这一方面的含义，也正是现今的心理学所忽视的一部分，是指人在行为进行时，对社会、他人以及周围事物所表现出来的稳定的思想行为倾向，也是人的综合素质。

3. 认知

认知指后天形成的价值观、方法论、世界观的总和。也包括对事物的感觉、知觉、判断的倾向等。是指人对待来自环境的信息，通过感觉器官接受选择后，对事物属性的反映。

许多佛教经典中都记载有"道人之心质直、无伪、无背、无回、无诈妄心"，此句中心质的概念就是多重的，包括了性格、品质、思维认知等全方面的内容。

（三）心意质

心质的第三层含义是心意质。主要包括了人们的七情六欲，《黄帝内经》中常提到"喜怒无常，饮食不节"这样的描述，因而心意质包含的内容常为致病的原因。心意质有以下特点：①心意质不是稳定、固有的，它随时随着外界环境的改变而变化；②可以且极易受到六淫邪气风寒暑湿燥火的侵袭；③心意质是与疾病最直接相关的一层概念，也是中医心质学中最终致病的根结，意即心灵质、心识质都会在一定的外界环境作用下，通过心意质而发生致病效应。心意质又可细分为以下两个方面：

1. 情志

情志包括情感和情绪。情绪常由身旁的事物引起，又常随着场合的改变和人、事的转换而变化。所以情绪表现常会喜怒无常，很难持久。情感可以说是在多次情绪体验的基础上形成的稳定的态度体验，如爱情、友谊、爱国主义情感。而情绪主要包括喜、怒、忧、思、悲、恐、惊七种，是人类主要的情志活动。适当而有节制的情志活动不会使人致病，当情志活动过于剧烈或一般情志刺激持续时间过长，就会引发一系列的病证。情志是心质中与生理最密切的概念之一，《黄帝内经》中有大量关于情志致病的论述，历代学者都对七情学说有着深刻的探讨。但情志始终不能代表人完整的心质，这也是中医心理学以情志学说为基础所欠缺的地方。

2. 志欲

志欲包括志向与欲望。"心之所存""心之所藏"为情志，"心之所往""心之所之"即说的是意志。《灵枢·本神》中说："志意者，所以御精神，收魂魄，适寒温。"表面意志是有一定的驾驭、调控作用的，是行动前的意向、动机。除七情以外，尚有六欲，国学大师钱穆在《孔子与论语》中说道："情失于正，则流而为欲。"《黄帝内经》中也主张"清心寡欲"，然则欲还包括人类对"声色嗅味"等的基本生活追求，是正常的愿望与意向，真正的圣人是不存在的，故而欲也属于心质的一部分。

3. 意识

意识包括思维、想法、心理活动等方面。是人内心活动的发生发展过程，是人对周围环境和自我的觉察状态以及主观概括。意识也是人脑对于物质世界的反映，是思维、想法、内心过程的总和。较为准确地说，我们常用的智商仅仅是意识思维能力的体现。

（四）三者的关系

从人类诞生的一刻起，心灵质就应运而生，人生而有先天禀赋智慧，借此人类开始了对自然和社会的探索，由早期的蒙昧无知到礼乐教化，心识质体系不断得以完善，在人与人之间的交流中，对心意志的认知不断加强，对其引起的生理病理变化认识进一步加深。三者"一源三歧"，随着历史进程而发展，具有时代特色。

四、儒释道三家心质

（一）儒家

儒家思想是我国古代的主流思想。其修身、正心的思想是心质学的重要组成部分。

这一时期儒家学说由孔子创立并发展，以仁为核心，倡导君子之行，其后弟子及学者又丰富了孔子的理论，其中以孟子和荀子为典型代表，他们与各自门人完成的儒家著作中蕴含着大量的心质学思想。

1. 儒家与三心质

（1）心灵质

①本性的善恶：儒家对于本性的探讨与心灵质有着密切的关系。孟子在此基础上提出了"人性本善"的命题："水信无分于东西。无分于上下乎？人性之善也，犹水之就下也。人无有不善，水无有不下。"并且认为恻隐之心、羞恶之心、辞让之心、是非之心是人生来就具有的天性，主张通过"尽其心"来觉悟自己的本性，"尽其心者，知其性也。知其性，则知天矣。存其心，养其性，所以事天也。夭寿不贰，修身以俟也，所以立命也。"

而荀子的意见则恰恰相反，荀子认为孟子的四端是后天在社会实践中逐渐产生的，并不是先天具有的。他认为"人之性恶，其善者伪也。今人之性，生而有好利焉，顺是，故争夺生而辞让亡焉；生而有疾恶焉，顺是，故残贼生而忠信亡焉；生而有耳目之欲，有好声色焉，顺是，故淫乱生而礼义文理亡焉。"本性之恶只有经过师法教化，才能去除人性中恶的部分。所以他提出了"化性起伪"的命题，"性也者，吾所不能为也，然而可化也"，虽然先天的本性是不可控的，但却可以通过后天习俗的改造，经过长期的积累而"化性"，久而久之再影响到人的本质。

②天赋：即灵性，先天的智慧。孔子认为人生而天赋有所不同，可分为"生而知

之""学而知之"和"学而不知"。根据天赋不同，提出了因材施教的方法："中人以上，可以语上也；中人以下，不可以语上也。"认为高深的学问只能传授给上等资质的人。中医心质学也认为智慧即先天的灵性，属于心灵质的层面，是很难通过学习而改变的。

③形神关系：在形神关系上，荀子做了比较详细的论述，《天论》曰："天职既立，天功既成，形具而神生，好恶喜怒哀乐臧焉，夫是之谓天情。耳目鼻口形能各有接而不相能也，夫是之谓天官。心居中虚，以治五官，夫是之谓天君。"荀子认为身体形成后神才会产生，身体的存在是其他生理功能和心理活动的前提条件。而心是君主，主宰了五官的功能活动。

（2）心识质

①性格：儒家提出了"君子"与"小人"这两个相对应的人格特质。君子是儒家设定的理想人格，孔子认为君子需要具备仁爱、刚毅、忠义、宽恕、志向高远等特质。除此之外孔子还设立了一个"圣人"的概念，其区别在于圣人是完美却很难实现的，而君子却是我们通过努力可以达到的。

君子的气质最与众不同的就是"文质彬彬"，孔子认为君子："质胜文则野，文胜质则史。文质彬彬，然后君子。"一个人的文采和质朴需要有一个平衡，这样才可称得上君子。

在气质上："君子有三变：望之俨然，即之也温，听其言也厉。"君子的气质会让人觉得很有威严，接触之后会发现他和蔼可亲。

荀子认为君子的优点还在于对于学习全面而纯粹的热爱，权利和富贵都无法动摇君子好学的意志，这是最高的道德操守。"君子知夫不全不粹之不足以为美也，故诵数以贯之，思索以通之，为其人以处之，除其害者以持养。使目非是无欲见也，使耳非是无欲闻也，使口非是无欲言也，使心非是无欲虑也。及至其致好之也，目好之五色，耳好之五声，口好之五味，心利之有天下。是故权利不能倾也，群众不能移也，天下不能荡也。生乎由是，死乎由是，夫是之谓德操。德操然后能定，能定然后能应。能定能应，夫是之谓成人。天见其明，地见其光，君子贵其全也"（《劝学》）。

②品质：儒家最提倡的品质是我们熟知的"五常"——仁、义、礼、智、信。五常的概念虽然是西汉董仲舒正式提出的，但在此之前孔子对五者都已经做了详细的分析。孔子最提倡的美德就是"仁"，"克己复礼为仁"（《孔子·颜渊》），通过克制人的欲望恢复礼制社会就是仁，强调通过礼的运用以约束人们的行为。

孟子则对义有着强烈的追求，提倡舍生取义的价值观，"生亦我所欲也，义亦我所欲也，二者不可得兼，舍生而取义者也。"并且进一步提出了"养气"之说："问曰：'敢问夫子恶乎长？'曰：'我知言，我善养吾浩然之气。'"他对浩然之气下的定义是："其为气也，至大至刚，以直养而无害，则塞于天地之间。其为气也，配义与道；无是，馁也。是集义所生者，非义袭而取之也。行有不慊于心，则馁矣。"在孟子看来，浩然之气是一种至大至刚的物质，可以在义的滋养下逐渐生长，而所作所为不能让自己心安理得，气就会消减。

③认知：荀子认为认知是人的一种能力，而被认知是事物的道理："凡以知，人之性也；可以知，物之理也。"认知的第一步是通过五官的感觉功能获取外物的信息，去感受形色、气味、声音，然后再由心来进行辨别与验证。

认知也是可以出现错误的。"凡观物有疑，中心不定，则外物不清。吾虑不清，未可定然否也。"当对事物印象不清，内心又不专注时，就容易受到外界环境的蒙蔽，对事物的判断就会出现错误。此时需要多采取不同意见，以正认知，否则"私其所积，唯恐闻其恶也。倚其所私，以观异术，唯恐闻其美也。是以与治虽走，而是己不辍也。岂不蔽于一曲，而失正求也哉！"

对于如何保持正确的认知，荀子提出"虚壹而静"的看法。"虚壹而静，谓之大清明。万物莫形而不见，莫见而不论，莫论而失位。坐于室而见四海，处于今而论久远。疏观万物而知其情，参稽治乱而通其度，经纬天地而材官万物，制割大理而宇宙里矣。"荀子认为达到了虚壹而静的状态就可以感知和认识万物，坐于室而见四海，处于今而论久远。虽然有过于夸大人的认知界限之嫌，但不可否认荀子的虚壹而静对心质学的研究是有很大意义的。

认识的过程需要学习和思辨。"学而不思则罔，思而不学则殆。"思考和学习要结合起来。孔子把这一理念应用到教育工作中，提出"不愤不启，不悱不发，举一隅不以三隅反，则不复也"，不到弟子苦思冥想都无法得到答案时不要开解，以培养学生思考的习惯和举一反三的能力。在思考判断的过程中要排除"毋意，毋必，毋固，毋我"四种意识，毋意就是不空想臆断，毋必是不武断，毋固是不固执，毋我是不主观。

（3）心意质

①情志：儒家对于情绪的管理提倡中和。如《中庸》中提到："喜怒哀乐之未发谓之中，发而皆中节谓之和。"一个人是否能保持情绪的平和与他的道德水平有一定的关系。君子对自己的所作所为无愧于心，"君子坦荡荡，小人长戚戚"。在孔子看来，小人可以获得短暂的快乐，却无法保持长久，"不仁者不可以久处约，不可以长处乐。仁者安仁，知者利仁"。且品格高尚的人善于发现身边的乐趣，保持良好情志，"知者乐水，仁者乐山；知者动，仁者静；知者乐，仁者寿"。并且孔子十分赞赏安贫乐道的情操："贤哉，回也！一箪食，一瓢饮，在陋巷。人不堪其忧，回也不改其乐。贤哉，回也！"在求道学习的过程中可以做到"发愤忘食，乐以忘忧"，"饭疏食饮水，曲肱而枕之，乐亦在其中矣。不义而富且贵，于我如浮云。"

孔子也主张人要有适当的忧患意识："不患无位，患所以立；不患莫己知，求为可知也。"除了要保持着快乐的心态，还要有忧患意识，但不要担忧名利，更应该担忧自己是否有安身立命的本领。孟子更是发挥为"生于忧患，死于安乐"。

②欲望：荀子认为欲望是与生俱来的，是感官需要被满足的一种本能。"饥而欲食，寒而欲暖，劳而欲息，好利而恶害。""目好色，口好味，心好利，骨体肤理好愉佚。"但强调欲望是不可以放纵的，"外重物而不内忧者，无之有也；行离理而不外危者，无之有也；外危而不内恐者，无之有也"。如果过于注重物欲则会引发内心的忧虑，进而影响感官上的愉悦，食不甘味而寝不安席。本来追求的是物质所带来的享受，却反而被物质所役使。同时欲望没有被合适地控制还会会引起纷争，"人生而有欲，欲而不得，则不能无求，求而无度量分界，则不能不争，争则乱，乱则穷"（《礼论》）。

欲望是一种本能，是无法去除的，只能节制。节制的方法莫过清心寡欲，孟子提出："养心莫善于寡欲。其为人也寡欲，虽有不存焉者，寡矣；其为人也多欲，虽有存焉者，寡矣。"

③志向：在孔子看来，志向是一个人不可缺少的，甚至"三军可夺帅也，匹夫不可夺志也"（《论语》）。荀子也认为，只有坚定自己的志向并去执行才称得上君子，"笃志而体，君子也"（《修身》）。孔子提倡"志于道，据于德，依于仁，游于艺"，同时又认为志于道的人需要忽略外在物质的享受，"士志于道，而耻恶衣恶食者，未足与议也"。孔子本人就是"志于道"最典型的代表，《论语》里提到了孔子个人的志向，"子路曰：'愿闻子之志。'子曰：'老者安之，朋友信之，少者怀之'"。孔子可以说毕生都在锲而不舍地追求自己的理想，他肩负着强烈的责任感和使命感，希望通过一己之力为这个礼崩乐坏的时代带来改变，他在追求理想的路上处处碰壁，但他却一直执着于自己的志向没有放弃，这种"知其不可为而为之"的高尚品格也是值得我们效仿的。

2. 后世儒家学者对心质学的发挥

（1）董仲舒"性三品"：董仲舒的思想表现出了强烈的客观唯心主义倾向，带有浓厚的迷信色彩，在今天看来已经没有太大的实际价值。这里只简单陈述一下董仲舒的性三品说。

董仲舒为了显示王道教化的重要性，他反对性善论的观点，提出："性有善质，而未能为善也。""善者，王教之化也。"即人性中有善的成分，但需要经过教化才能凸显出来。这与荀子"化性起伪"的观点是一脉相承的。他把性分为三个层次，圣人之性、斗筲之性和中民之性。他认为圣人之性是纯善的，是不需要教育的，而斗筲之性即使教育了也无法改变他本来的恶的习性，只有中民之性需要教化，且是否经过王道教化对他人性的走向有着重要的作用。

（2）韩愈性三品与情三品：韩愈的性三品之说较之于董仲舒差异不大，他同样把人性分为三等。"性之品有上、中、下三。上焉者，善焉而已矣；中焉者，可导而上下也；下焉者，恶焉而已矣。"他认为孟子的性善论与荀子的性恶论都失之偏颇，只看到了中品之性而忽略了上品和下品之性。"孟子之言性曰，人之性善；荀子之言性曰，人之性恶；扬子之言性曰：人之性善恶混。夫始善而进恶，与始恶而进善，与始也混而今也善恶，皆举其中而遗其上下者也，得其一而失其二者也。"韩愈把五常与性联系起来，"其所以为性者五：曰仁、曰礼、曰信、曰义、曰智。上焉者之于五也，主于一而行于四；中焉者之于五也，一不少有焉，则少反焉，其于四也混；下焉者之于五也，反于一而悖于四"。他认为上品之人对五常中的一德做到了极致而其他四德也兼而有之；中品之人则不具备其中一德，而另外四德也并不完善；下品之人严重地违反了其中一德，而另外四德也有所违背。

韩愈把情也分为三品，"情之品有上、中、下三，其所以为情者七：曰喜、曰怒、曰哀、曰惧、曰爱、曰恶、曰欲。上焉者之于七也，动而处其中；中焉者之于七也，有所甚，有所亡，然而求合其中者也；下焉者之于七也，亡与甚，直情而行者也。情之于性视其品"。他认为七情包括喜、怒、哀、惧、爱、恶、欲。上品之人可以保持《中庸》所提倡的"发而皆中节"，即情绪发动时可以保持平和；中品之人则七情发动时有过也有不及；下品之人则直情径行，恣意而为。

韩愈还认为虽然下品天性恶劣，但经过管理约束也是可以有效的。"上之性，就学而易明；下之性，畏威而寡罪。是故上者可教，而下者可制也。"

（3）张载的气质学说与认知论

①气质学说：张载将人性分为气质之性和天地之性，并进一步提出了气质学说。他认为世界的物质基础是气，宇宙万物都是由气构成的，"太虚无形，气之本体，其聚其散，变化之客形尔"，"太虚不能无气，气不能不聚而为万物，万物不能不散而为太虚"（《正蒙太和篇》）。而"人亦出于太虚"，人也同样由太虚之气构成。由于气是时刻流动变化的，因而每个人出生时禀受的气或清或浊，不尽相同，因此每个人的气质也有较大的差异。相应的，每个人的"性"也就有所不同。这种与生俱来的性就是气质之性。"气质犹人言性气，气有刚柔、缓速、清浊之气也，质，才也。气质是一物，若草木之生亦可言气质。"（《经学理窟·学大原上》）"人之气质美恶与贵贱夭寿之理，皆是所受定分。"（《经学理窟·气质》）每个的善恶、寿考、贵贱都受到气质的影响，都是在禀受气质时已经决定了的。

气质之性并不是纯善的，因而张载提出应该通过"善反"和"尽性"将气质之性转变为纯善的天地之性。"为学大益，在自求变化气质，不尔皆为人之弊，卒无所发明，不得见圣人之奥。故学者先须变化气质，变化气质与虚心相表里。"（《经学理窟·义理》）张载认为通过学习就可以改变一个人的气质之性。"如气质恶者学即能移，今人所以多为气所使而不得为贤者，盖为不知学。"（《经学理窟·气质》）

②认知：张载把认知一分为二——见闻之知和德性之知。"见闻之知，乃物交而知，非德性所知，德性所知，不萌于见闻。"（《正蒙·大心篇》）见闻之知就是感官受到外物的刺激所产生的，也就是感性认识。而德性之知则不来源于简单的感性认识，是一种

更为高深的认知方法，由前文所述可知，张载认为人与万物有着共同的物质基础，就是气，所以认为可以通过尽性穷理来体悟万物，甚至不需要凭借对外界事物的感知就可以认识万物。

（4）朱熹的气质说与情欲观：朱熹是宋代理学的集大成者，他继承了二程的思想，使之成为更丰富完善的理学体系。朱熹一生著述甚丰，其中包含了很多值得我们借鉴的心质学思想。

①气质：朱熹的气质学说基本承袭自张载，没有太大的变化。他同样认为每个人出生所禀受的气有不同，进而造就了圣贤和愚者的差异。"但秉气之清者为圣为贤，如宝珠在清冷水中；秉气之浊者为愚为不肖，如珠在浊水中。所谓明明德者，是就浊水中揩拭此珠也。"（《朱子语类·卷四》）

②存天理灭人欲：朱熹认为合理的物质需求是正常的，而过分的追求，朱熹称之为人欲，认为是应该被去除的。"饮食者，天理也；要求美味，人欲也"，以饮食举例，人对饮食的需求是合乎道理的，这就是天理，而对美味的执着，就属于私欲的范畴了。

在朱熹看来，人性本来就是光明的，但是被欲望所蒙蔽致使光明不可见，如果把人欲去除，则人性的光明就显现出来了。他还提出通过格物的方法消减欲望。"人性本明，如宝珠沉溷水中，明不可见；去了溷水，则宝珠依旧自明。自家若得知是人欲蔽了，便是明处。这种形而上的认知就是格物，今日格一物，明日格一物，正如游兵攻围拔守，人欲自消铄去。"同时保持"敬"的心理并且静思明辨也可以去除人欲。"把箇'敬'字抵敌，常常存箇敬在这里，则人欲自然来不得。夫子曰：'为仁由己，而由人乎哉！'紧要处正在这里！""一息不存，即为粗病。要在精思明辨，使理明义精；而操存涵养无须臾离，无毫发间；则天理常存，人欲消去，其庶几矣哉！"

（5）王阳明的致良知与知行合一：王阳明继承了陆九渊"心即理"的思想，他认为"天下无心外之物"，并先后提出了知行合一和致良知的命题。

①知行合一：王阳明认为"未有知而不行者，知而不行，只是未知"，"一念发动处便是行了"（《传习录·卷上》）。在王阳明看来，知和行是一体的。如他对《大学》中"如恶恶臭，如好好色"的理解："见好色属知，好好色属行，只见那好色时已自好了；闻恶臭属知，恶恶臭属行，只闻那恶臭时已自恶了。"意思是见到好色产生愉悦感，闻到恶臭产生厌恶感都是知，同时也属于行。"知之真切笃行处，即是行，行之明觉精察处，即是知，知行功夫本不相离。"这一命题虽有模糊知与行界限之嫌，但同时也提高了儒家修身的标准，当时的儒家士人深受程朱理学的影响，这一理论的出现对当时空谈性理、只知而不行的弊病有一定的作用。

②致良知：孟子曾经说过："人之所不学而能者，其良能也；所不虑而知者，其良知也。"王阳明在此基础上提出了致良知的命题。人天生就有良知，后天学习的目的就是"致良知"，即发现自己内在的良知。王阳明早年学习朱熹"格物致知"的思想，他

曾经亲身实践这一理论，对着竹子格物多日却未得其要。这使他对朱熹的思想产生了怀疑，多年之后提出了致良知的思想。他对格物致知的概念有了新的解释："'格物'，如孟子'大人格君心'之'格'，是去其心之不正，以全其本体之正。"朱熹的格物致知是要求人们穷其物理，向外寻求道理；而王阳明则提倡向内探求内在的良知。

3. 小结

儒家为入世之学，不同的历史时期，其政治经济背景不同，导致了学术的跨时代讨论，虽然各家思想有矛盾之处，但总体是逐渐完善了儒家对心质的认知，由简单到复杂，形成了儒家以"仁义"为核心，注重学习思辨，以达君子之道的儒家心质。

（二）释家

宗教之所以能够成为信仰，是因为其具有唯心性。人类社会的发展是一种异化的产生与自我扬弃的过程，黑格尔认为"它外化它自己，在这种外化过程里把自己建立为对象，或者说把对象建立为自身，自我意识同样又扬弃了这种外在化和对象化，把它收回到自身中，因而在它的异化里就是自己本身，这就是意识的辩证运动"，那么从一个足够长远的角度来说，任何一次异化都有一个自我消融的结局，这才是一次完整的辩证运动。异化的产生是一次社会秩序的自我调整，这往往被看作是一次社会的进步，而异化的自我扬弃则是一次以人类为命题的自我觉醒和进步。任何一个宗教都产生于这种觉醒意识，他们关注于意识的回归，与哲学唯心主义一样，只不过宗教的落脚点都是解决实际问题。恩格斯说："一切宗教都不过是支配着人们日常生活的外部力量在人们头脑中的幻想的反映，在这种反映中，人间的力量采取了超人间的力量的形式。"

释迦牟尼创立佛教的契机是置身于种姓制度社会，而又免受阶级剥削的痛苦，这种异化后的身份使其采取的方法是悟证，而不是革命。通过传法而得以解脱的佛教徒，并不能有物质水平的改变，而是自我切断了痛苦的根源，这便是佛教心性层面的本质。马克思说："宗教是那些不能获得自己或是再度丧失了自己的人的自我意识和自我感觉。"也就是说，佛教的本质也是一种异化的产生，虽然佛教没有其他宗教的"偶像意识"建立，但也是人类意识层面的再规划，心质是个人禀赋，佛教只是用"驯化"去干涉心质的后天发育。

佛教传播的过程也是其再创造的过程。佛教创立的目的是解脱，方法是用"真如"战胜"无明"，传至中国后，结合中国社会实情，衍生出新的"无明"，促使佛教教义进行调整，由格义到师说再到宗派的产生，直至禅宗出现才开始真正注重中国人的心质，也是佛教世俗化的一个开端。在一个异化的社会里，随着其复杂程度的加深，人与人的交际、个人掌控欲的增加，一个人至少持有一种角色，但这些角色里面甚至没有一个是其本质的直接体现，也就是说在中国社会异化的某些阶段，受到社会意识形态的干涉，心质是隐忍的，而禅宗则试图发掘并释放它，解决社会异化过程中的矛盾。心质不同于体质，在生理和病理上都可以有肉眼可见的体现，心质是一个人本质的内在体现，但有与之对应的外在性，佛教是一种立足于"无明"的思想体系，"无明"就是心质体现出的问题，那么对佛教心性论的探讨实质上也是一种对心质学探索的过程。

1. 佛教的心性

(1) 性具善恶："性具善恶"是天台宗的创始者智者大师提出的心性理论，"性具善恶"首先出现在《观音玄义》中，在《观音玄义》中有这样的问答：

"问：缘了既有性德善亦有性德恶否。

答：具。

问：阐提与佛断何等善恶。

答：阐提断修善尽但性善在。佛断修恶尽但性恶在。

问：性德善恶何不可断。

答：性之善恶但是善恶之法门。性不可改历三世无谁能毁。复不可断坏。譬如魔虽烧经何能令性善法门尽。纵令佛烧恶谱亦不能令恶法门尽。如秦焚典坑儒。岂能令善恶断尽耶。

问：阐提不断性善还能令修善起。佛不断性恶还令修恶起耶。

答：阐提既不达性善。以不达故还为善所染。修善得起广治诸恶。佛虽不断性恶而能达于恶。"

这里提到的"性"是指佛性、法性，也是指心性。"具"是具足，生来具有之意。阐提是指不修善。智者大师认为，众生与佛的本性都是具足善恶的，并不是只有善或恶，决定修善则可以成佛，决定修恶则不能觉悟。即使不修善，善性也不会减少，即使不修恶，恶性也无法消除。智者大师在《摩诃止观》中对于善恶的定义是"诸蔽为恶，事度为善"，意思是妨碍到达解脱彼岸的都是"恶"，有利于解脱的都是"善"。那么从这一层面来讲，我们可以认为人先天的本性是具足善恶的，在没有任何干扰的前提下，触发"善""恶"是随机的。这便是研究中医心质学面临的实际问题——用合适的手段使人趋"善"。

同时，佛教是以唯心主义为主要哲学观点的学说，天台宗认为心具"实相"，智者大师说："三界别无法，唯是一心作，心能地狱，心能天堂；心能凡夫，心能圣贤。"其实这也是性具善恶理论的延伸。

(2) 空与中道：三论宗中关于心与性的观点，用一个字总结就是"空"。三论宗的主要思想是缘起无自性，或者说缘起性空。三论宗创始人吉藏继承了龙树的思想，他认为"众因缘生法，我说即是空，亦为是假名，亦是中道义"。吉藏所认为的"空"是毕竟、彻底的，一切皆空，空亦复空。认为宇宙万物，包括人的身体、心灵，世间万法都没有实相，都是空。这种空是"无自性"，就是没有固定的自具的状态，认为万事万物都是在变化中，由某种因缘而产生消亡。所以一切的事物，包括佛法，也是处于空的状态。

所以说空也是中道，由于空无两边，故曰中。三论宗强调中道，中道是非空非有，若执着于空，也是有，执着于有，也是有，只有非空非有才是真正的空，才是真正的中道。对于修行来说，空与中道即是要求人们不要执着于某一点，不要对事情抱有太多的欲望，执着本身就是欲望的一种，只有彻底了解空义并且遵守中道，才会不偏不倚。吉藏提出，修行应当无修无证，由于一切皆空，修行也为空，证得还是空，如果认为修行，证得的是有所谓的结果，那必然又将执着于有，不能真正地解脱。

三论宗同样注重心性的阐释，通过对"空"的发愿引发对人心质的直接拷问。吉藏认为家有两种，一为形家，有形的家庭；二为心家，也就是烦恼心。而只有心出家才算出家，只有发菩提心才算真正的觉悟。

（3）唯识无境：唯识宗把宇宙万法分为五类一百种，称"五位百法"，而其中心法是排在第一位的。上述的八识其实就是八种心法。心法是精神活动的根本主体，各自与其所对境界相接触而形成分别知虑的作用，即心法生万法，因为心法领导精神活动，也称为"心王"。除此之外，还有"心所法"，就是在心法的领导下而生起，为心所有的法。每个心所法都有相应的心法。比如发善心时，是善心所相应起作用。动恶念时，是恶心相应作用。而心所又分六位五十一种，基本囊括了所有的心理变化：接触、想象、思心、接受、欲望、想念、善心、烦恼等，都是心所法。唯识宗构建了一个庞大的由心所主的世界观，在此之上加以修行，证得无上涅槃。唯识宗提出了"唯识无境"，即指万法唯识所现，识外无真实之境。

（4）华严唯心：不同于西方哲学将世界划分为主观和客观的做法，佛教始终在消解主体即"我"的存在。在西方哲学二元对立框架的影响下，很容易将"二元"对号入座为客观性的本体和超越性存在的实体。显然佛教并没有接受这样的命题，而是将世界建立在心之上，提出了"三界唯心"的哲学命题。中国佛教的智慧更注重主体自身的体悟，这种体悟并非一种对象性的思维活动，它是以自身的证悟为基础的灵感的激发，所以也就非常重视"心"。在中国佛教学者看来，心不仅是思维的器官，而且还是一切感悟的来源，是将客观事物转化为内在世界的基础。所以，佛教修行在这种意义下也就是修炼自心的活动。华严宗更加强调世界的整体性建构，他们试图通过建构一个相互融通的世界，来实现宇宙整体性圆融，而这个圆融一体的世界就是心体本身。世间只不过是其不同的存在样态而已。于是心被提升为宇宙的本体。我们不得不承认，"三界唯心"这一命题开启了唐代佛教哲学的问题意识，这也是唐代华严宗哲学的主题。

华严宗主要的宗经是《华严经》。《华严经》认为，真理的获得并不是通过理性的推论，而是通过心的感悟和直觉来把握的，这是以主体内在心理的真实感受为基础的。在《华严经》中将这种独特的把握真理的方式叫作"海印三昧"。所谓"海印三昧"是一种比喻的说法，比喻佛妄尽心澄，万象齐现，犹如风平浪静澄清的海面，无相不现。

法藏在《华严经探玄记·卷第四》中道："海印者，从喻为名，如修罗四兵，列在空中，于大海内印现其像。菩萨定心，犹如大海，应机现异，如彼兵像故。"《大方广佛华严经·夜摩天宫菩萨说偈品》以工画师作画比喻，画师及其弟子于纸上能随心所欲地作画、自由发挥。凡夫之心被贪嗔痴等烦恼所沾染，就如同沾满各种色彩的画纸。众生烦恼种种诸如贪欲、瞋恚、愚痴皆是心烦恼的映现，这与画师、画师弟子将心中的众色彩治于素地并"随意图画种种像类"是一个道理。

《华严经》认为，见心即见佛。《六十华严》曰：如心佛亦尔，如佛众生然。心佛及众生，是三无差别。并且提出"三界唯心"的说法。三界即欲界、色界和无色界已经包括了世间和出世间，三界唯心即可看作是对唯心偈的概括，两者都确立了心的最高统摄地位。

《楞伽经》将"唯心"的范围划定在心所缘及之处即自心见的范围，"以不执着外物有无故，建立说于自心见故"。这是同唯识宗的"唯识无境"有区别，《楞伽经》并不讨论外境的有无，而是直接讨论心。

《十地经论》中对三界和十二缘起做了根源性的解释，十二缘起说明了人类存在的苦恼何以成立，又如何灭除苦恼而达到证悟。有情的存在是由识（精神之主体）的活动开始，识的活动成为生活经验（行），再由活动的蓄积形成识的内容。但是，识的活动是识透过感觉器官（眼、耳、鼻、舌、身、意六处）接触认识的对象（一切心、物即名色），这是主观上感受之事。凡夫之识以无明（对佛教真理无自觉）为内相，以渴爱（求无厌之我欲）为外相，渴爱即识的根本相，且发展而取一切为我，成为我执（取），所以，由此染污识的活动所熏习之识，必应经验于生、老、死等所代表的人间苦、无常苦。而无论三界还是十二缘起，《十地经论》将它们的根源归于"一心"，提出了"三界虚妄，但是一心作"的命题。

此后，华严宗的祖师们在经典的基础上各有发挥，如法藏发挥了《华严经》提出的"三界唯心"理论，从十个方面阐释了唯心理论。法藏进一步将这个具有整体性的心概括为"自性清净圆明体""谓自性清净圆明体"。然此即是如来藏中法性之体，从本已来性自满足，处染不垢，修治不净，故云自性清净。性体遍照无幽不烛故曰圆明。又随流加染而不垢，返流除染而不净，亦可在圣体而不增，处凡身而不减，虽有隐显之殊，而无差别之异。烦恼覆之则隐，智慧了之则显。非生因之所生。唯了因之所了。《起信论》云："真如自体，有大智慧光明义故，遍照法界义故，真实识知义故，自性清净心义故。广说如彼。故曰自性清净圆明体也。"

法藏将如来藏与《起信论》的真如自体、自性清净心的特征相结合，概括出了自性清净圆名体的概念。如来藏性"从本已来性自满足"，不可分割，是纯粹、单一的整体性，是其自身存在的唯一原因。《起信论》所言的真如自体、自性清净心，其特征是先天具有的清净属性，这一属性不仅是恒定不变的，而且其存在无须依仗他力，"处染不垢，修治不净"，"随流加染而不垢，返流除染而不净，亦可在圣体而不增，处凡身而不减，虽有隐显之殊"。此外，如来藏与《起信论》的真如自体、自性清净心的体性还具有普遍性，"性体遍照无幽不烛"。所以，综合起来即成为自性清净圆明体。因为自性清净圆明体并非由无自性的因缘和合而成，所以不能从成坏的角度去谈，而只能从隐显的角度去说："烦恼覆之则隐，智慧了之则显。"

唯识宗利用分析的方法，将人的感官经验与心识对应，以说明心识所缘之境是心识了别的结果，所以唯识无境。法藏吸收了唯识宗这种既成理论，将心识改为一心，不仅从正面说明"三界所有法，唯是一心造"，而且从反面亦强调"心外更无一法可得"。但是法藏剔除了心识了别的成分，因为这种论证与作为"自性清净圆明体"的一心的不可分别性的真实性相矛盾，所以法藏直接指出"外境本空"。

（5）心本清净：六祖慧能认为心和性是一体的，并且性决定心，是心的本质和意义所在，但性又离不开心单独存在。他用了一个比喻来描述身、心、性的关系："世人自色身是城，眼、耳、鼻、舌、身即是城门。外有五门，内有意门。心即是地，性即是王。性在王在，性去王无。性在身心存，性去身心坏。佛是自性作，莫向身外求。"

"佛性常清静，何处有尘埃""本来无一物，何处惹尘埃"都是在说明清净的本性。心亦有自我觉悟的本性，慧能认为一切众生皆有佛性，众生即佛，"自性迷，佛即是众生；自性悟，众生即是佛"，"我心自有佛，自佛是真佛"，"但识众生，即能见佛"，这些都是对心自我觉悟本性的阐述。

对于智慧，慧能认为人心、人性、智慧、般若是一体的。一是空的智慧，二是不二的智慧或对法的智慧，三是无得的智慧。智慧的本性，慧能称之为"明"，"慧如日，智如月，智慧常明"。智慧的功能，慧能认为是观照，重视的是个人的修证体验，而最重要的是，慧能想要说明众生原本就是有智慧的，"菩提般若之知，世人本自有之"。无论长幼老小，无论男女，无论智愚，都没有差别，"般若之知，亦无大小"。

（6）是心作佛：净土宗吸收了许多宗派的思想，并且融合贯通，形成了自己独具特色的理论体系，净土宗的宗经《观无量寿佛经》中"是心作佛，是心是佛"一句，是其心性思想的依据，也为其吸收其他教宗的心性思想提供了方便。

但是早期净土宗认为佛是他力的根源，是客观的。这和禅宗的心性论是不同的，净土宗更希望借助外力而获得修行的成功，而在后来与禅宗的碰撞融合后，也渐渐在其中加入修行者主观的因素。昙鸾认为，修行论中的"佛"是主观佛，"心外无佛"。心与佛就像水清则色像现一般，并不是外在的佛来净化人心，而是心净则佛显，调和了客观佛和主观心的关系。

（7）南山三观：律宗创始人道宣提出的"南山三观"是律宗主要的心性理论。道宣的三观是："然理大要，不出三种。一者诸法性空无我，此理照心名为小乘。二者诸法本相是空。唯情妄见，此理照用属小菩萨。三者诸法外尘本无，实唯有识，此理深妙，唯意缘知，是大菩萨佛果证行。"

第一是性空观，意思是从一切诸法中观察到其自性本空，皆无有我、我所，叫作"析色明空"。意义在于破除对人、对法的执着。第二是相空观，在性空观的基础上进一步观察因缘所生诸法，外相似有，实为空无，只是众生执着妄念，形成种种差别的相，而应该明白"当体即空"，是曰相空观。第三是唯识观，在性空相空的基础上知道一切外尘，世间万法都是我识所成，法随识变，本无外法，这样便能洞察诸法圆融。

2. 佛教的智慧

（1）烦恼即菩提：天台宗的智者大师提出了烦恼即菩提的思想。在佛教中，烦恼指的是人的一切不良情绪，粗俗的情感，不宁的心境，过分的欲望，行为的不轨，认识的缺失等，"烦恼者，能令人心烦，能作恼"，范畴十分大。《佛学大辞典》中对于"菩提"的阐述是：Bodhi，旧译为道，新译为觉。道者通义，觉者觉悟之义，是智慧，觉悟的意思。可以认为烦恼为恶，菩提为善，智者大师认为，烦恼和菩提是同时存在的，若是用正确的方法去关照烦恼，烦恼则会灭除，证得菩提。这对于后世心理疾病的治疗有着重要的启示意义。

（2）二智论：关于智慧，三论宗提出了二智论，一为权智，二为实智。而观此二智，便能解脱。"二智"在三论宗佛学中有着重要的地位，吉藏在《法华玄论》《净名玄论》《大乘玄论》中都辟有专章，讨论"二智"问题，"二智"与"二谛""二境"一起构成三论宗佛学的总体框架，简称为"境""智""教"。由"境"发"智"，由"智"说"教"，再由"教"悟"理"，由"理"发"智"，"教"转为"境"，是三论宗的基本佛学框架。因此理解"二智"对理解三论宗佛学至为重要。正如吉藏所说："然昔在江南着《法花（华）玄论》，已略明二智，但此义既为圣观心法身为父母，必须精究，故重论之，此义若通，则方等众经，不待言而自显。"

"二智"在吉藏的著作中，有各种不同的说法，比较常用的是"权实二智"，"波若、方便"，也有时称为"慧、方便"，"实慧、方便慧"，"波若波罗蜜、沤和波罗蜜"。其思想主要来源于《般若经》《维摩诘所说经》《法华经》《大智度论》等大乘经论中的相关思想。当然，"二智"的关键不在于"二智"的名字问题，而在于"二智"的含义。如果从三论宗佛学的最究竟处来说，"二智"只是"无分别中强分别说"，"无名相中强名相说"的。在佛陀的境界中，连"境""智"的分别都没有，如果有"智"，也只能是"不二之智"。在吉藏的著作中，常将"不二之智"称为"不二正观""无得正观""波若"（此"波若"不是指与"方便"相对的作为"实智"的"波若"，而是指权实尚未分化的"波若"），"智"是对"实相"（境）的证悟，也是佛说"二谛"（教）的目的。"智"本来非权非实，但为了让众生接受，就必须"但于不二而二，为众生故开二智"。但开"二智"的方法于各个经论中不同，"二智"的定义也就随之不同。

　　三论宗对"二智"的定义种类繁多，我们可以从总体上将其分为两大类：第一大类，是从观照方面说，"波若照诸法实相（空），方便能照实相诸法（有）"，这是三论宗"二智"的最主要用法，其他如"照非有非空不二为实，照空有为权""照非二非不二为实，照二与不二为权""照一乘为实，照二乘为权""照常住为实，鉴无常为权""鉴四谛之理为实，照常中之法为权"，都可以归到此类。这说明在三论宗的修行（主要指观法）中，"照空"与"鉴有"同等重要。因为按三论宗的立场，如果只知观空，不知鉴有，那么很容易造成"实有空"的倾向，以为离开"有"而别有一"实体空"存在。因此只有能观照到"空有不二"，"虽毕竟空而宛然有，虽宛然有而毕竟空"，才可以做到真正地"照空"，真正地观照"中道实相"。第二大类，是从自行、化他的角度而言的。在三论宗看来，不论"照空"还是"鉴有"都是"自觉""自度"的方面，尚没有用此智慧法门更为方便。"照空"为实，而"知空亦空，而不取证为权"，就是要"出毕竟空，严土化人"，而不为一己的解脱为究竟。其他如"内静鉴为实，外动用为权""照空有二境审实不虚为实，观空不证，涉有不着为权""照空为实，涉有为权"，"知苦无常实，不取灭为权"等，其意义都如此。而"观空"本身就是"自行"，三论宗又称之为"慧""涉有""动用""不证"等是"化他"，三论宗称之为"福"，是从最后成佛积累福德资粮而说的。当然第一类的"照空为实，照有为权"，与第二类"自行为实，化他为权"的划分也是相对的。二者之间的联系是异常紧密的，如只有"观照""空有"，才能"观空不证，涉有化他"，因此又必须将此两大类统一起来，才能全面把握"二智"的内容。吉藏在《二谛义》中，论述由"二谛"（教）产生"二智"时，也是这样划分"二智"的："了世谛第一义谛，发生方便实智名自利，了第一义世谛，发生实方便智名他利，具了真俗二谛，是具生二智名共利也；二者，菩萨自了真俗二谛，发生权实二智名自利，菩萨如实而悟，今还如实而说，令众生亦了真俗二谛发生权实二智名为他利，自他皆了二谛，皆生二智名为共利也。问：此两种二智何异？解云：初就真俗判二智，后就自他内外判二智，前真俗判二智者，了世谛第一义谛，名方便实智，了第一义谛世谛，名实方便智，了二谛判二智也；后就自他内外判者，内自悟二谛名实智，外为他说二谛名方便智。"此中"方便实智"即是"实智"，"实方便"即"权智"，"了世谛第一义谛"即"照空"，"了每一义谛世谛"即"鉴有"，"内自悟二谛"为"自行"，"外为他说二谛"为"化他"。

　　（3）三十六对：禅宗的慧能提出三十六对法，其中有许多关于智慧的阐述。

　　①众生与佛不二，众生即是佛。佛本是智慧的意思，慧能的心性论认为一切众生皆有佛性，也就是一切众生皆有智慧，所以智慧是不能离开众生而单独考虑、追求的，是指众生自心的超越。

　　②烦恼与菩提不二。这和天台宗的观点很类似，菩提也是无上智慧的意思，追求智慧不能离开人世间的烦恼。慧能认为清净的佛性并不是孤立的存在，烦恼是如影随形

的，但是佛性并不会被烦恼污染。因为烦恼是虚妄不真实的，不确定存在的，所以觉悟不需要等到烦恼消除，因为本来就没有烦恼。

③无明与智慧不二。无明而成智慧，智慧不离无明。这其实和前两个意思相近，众生之所以被烦恼折磨不能觉悟，是因为无明，但无明和智慧的性体是相同的，是唯一的，并没有离开无明而单独存在的智慧，只要用智慧去观照，无明自然就会无染，转为智慧了。

（4）转识成智：对于最后智慧的获得，唯识宗提出"转识成智"，是唯识宗心性论落实于解脱层面的必然结果。只要明白了"唯识无境"，认识到心外无法，心外无境，便能成智、成佛。

（5）即身成佛：另一个理论是密宗的即身成佛，这同禅宗的所谓"见性成佛"是很类似的，都提倡在当下觉悟。只不过两宗所用的方法有差异。由于其他宗派需要累世的修行才能成佛，密宗提倡的即世成佛便吸引了许多信众。

3. 五阴八识

五阴与八识是佛教认识和感受世界的基础理论，五阴是接受外界事物的感觉，八识是反映外界的方法，属于心质理论中的心识质层面。

（1）五阴：阴，后也译作"蕴"，积聚、类别的意思。五阴即色阴、受阴、想阴、行阴和识阴。五阴是佛教对一切有为法（指处于相互联系、生灭变化中的一切现象）所做的分类。色阴：相当于物质现象，它包括地、水、火、风"四大"和由四大所组成的"五根"（眼、耳、鼻、舌、身五种感觉器官）、"五境"（与五根相对应的五种感觉对象：色、声、香、味、触）。受阴，即感受，指在外界作用下产生的各种不同的感受，一般分为"苦""乐""舍"（不苦不乐）三种。想阴：相当于知觉或表象，也属于精神方面的作用。人们通过对外境的接触而取青黄、长短、大小、男女、善恶等种种相，并形成种种名言概念，即为想蕴。行阴：相当于意志和行动，泛指一切身心活动。识阴：识有"了别"的意思，识阴即指意识或认识作用。五阴有广义和狭义的两种含义。狭义是现实之人的代称，广义则是指一切物质世界（色）与精神世界（受想行识）的总和。

（2）八识：八识理论主要是唯识宗所提出。唯识宗继承了印度的瑜伽行派的主要内容并对其加以发挥。

佛教认为人能感觉到万事万物是通过"识"实现的。能看为眼识，能听为耳识，能嗅为鼻识，能尝为舌识，能触为身识，能在前五识中生对于前五识的认识为意识。故为眼、耳、鼻、舌、身、意六识。概括包含了所有的感知觉和情绪变化。这六识的理论是佛教的认知过程的基础。

眼识的功能是看或视，相当于视觉功能。眼识是前五识中最重要的，人所接收信息总量中的百分之六十或百分之七十由视觉窗口而来，视觉了别的色彩有色调（何种颜色）、明度（明暗感）、饱和度（颜色浓度）三种心理属性。

耳识的功能是听，当于听觉。《入阿毗达磨论·卷上》按其来源分声为两类：一类发自"有执受者"，即有情识的人类和动物说话、鸣叫、呼喊、歌唱、鼓掌等声；另一类声音发自"无执受者"，即无情识之物，如自然界的风声、雨声、流水声、海啸声、落叶声等。

鼻识的功能是嗅或闻，相当于嗅觉，《瑜伽师地论·卷三》定义之为："质潜形，屡随风转，故名为香。"《入阿毗达磨论·卷上》分香为三种：能滋养身体、好闻的称"好香"，对身体有害、难闻的称"恶香"，非好非恶者称"平等香"。

舌识的功能是尝，当于味觉。《入阿毗达磨论·卷上》将舌识分为甘（甜）、醋（酸）、苦、咸、辛（辣）、淡六种。《瑜伽师地论》卷三列举多种舌识，如内味、外味、可意味、不可意味、非可意非不可意味、可嚼味、可啖味、可尝味、可饮味、可吮味、可爆干味、大麦味、粳稻味、小麦味、余谷味、酒味、蔬菜味、林果味、酥味、油味、蜜味、甘蔗变味、乳酪味、盐味、肉味等。

身识的对象称"触"，身体接触外物或由身体所得的种种感觉，亦属"无见有对"。《瑜伽师地论·卷三》定义曰："数可为身之所证得，故名为触。"

唯识宗在以上六识的基础上，总结并定义了第七识（末那识）和第八识（阿赖耶识），从而丰富了六识的理论，称为八识。第七识，末那识。末那，为梵语 manas 之音译，意译为意、思量之义。为了和第六识意识区别而以末那为名。第七识的意识是指意即识，而第六识的意识是系依"意根"而有"识"。末那识又名思量识，其能思能量，思为思虑，量为量度。可以分辨善恶、好坏、是非、曲直等。具有判断审查的作用，与现代心理学中的下意识比较接近。

《佛光大辞典》中第八识的定义是："旧译作无没识，新译作藏识。或作第八识、本识、宅识。无没识意谓执持诸法而不迷失心性；以其为诸法之根本，故亦称本识；以其为诸识作用之最强者，故亦称识主。此识为宇宙万有之本，含藏万有，使之存而不失，故称藏识。又因其能含藏生长万有之种子，故亦称种子识。"对于第八识来说，前七识都是转识，是可以变化的，随境所转，而阿赖耶识可以贮藏七转识诸法的种子，所以说"能藏"。而此识又能受七转识所熏习，也就是说我们一切的活动，包括身体、心理都是在前七识的基础上而感知和认识事物，而第八识被包含在整个活动过程中，是谓"所藏"。第八识又恒常被第七识执持为"我"，因而第八识亦相应潜藏此"我执"，故名"执藏"。"异熟"是阿赖耶的果相，异为不同，熟为成熟。其实讲的是果报的成熟时间有"异时而熟""变异而熟""异类而熟"。大概的意思是说果报发生的时间，"熟"可以认为是成佛、觉悟。唯识学利用这个说明了因果报应的普遍性和涵摄性。"一切种"是第八识的因相，此识"能执持诸法种子，令不失故"，所以曰"名一切种"。一切种是阿赖耶识所摄藏的一切法种子，为诸法之因，能生起一切诸法现行果故，因此第八识乃诸法现行之原因，故为"因相"。

可以认为第八识是一切意识活动的永恒的精神本体，含藏一切现象的"种子"。唯识宗认为第八识是永恒存在的，并不会因为外界的任何影响而改变，也不会因为肉体的消亡而消失，这是唯识宗对于"心"的看法。

有了这八识的基础，剩下的万事万物的过程就是"能变"，即八识的变现作用。通过第八识，第七识和前六识的转变，形成世间的万物，包括我们的行为、生理、病理。而八识中唯识宗最重视第八识，认为第八识发挥作用时，可以变现出外境、五根身以及第七识和前六识。

4. 七情烦恼

佛教认为人若不能证得清净的本性，不能觉悟成佛，其他的一切负面情绪、错误的认识、不良的道德、不正的动机、不坚定的意志等全都是"烦恼"。佛教的烦恼是一个非常大的范畴。这跟现代心理学的烦恼不同，现代心理学中的烦恼只是负面情绪的一小部分。在中医学中，有喜、怒、忧、思、悲、恐、惊七情。佛教的烦恼分类复杂，唯识宗的五位百法中分为烦恼6种和随烦恼20种。

（1）烦恼

①贪：指贪欲和贪爱，俱舍七十五法之一，唯识百法之一。欲求五欲、名声、财物等而无厌足之精神作用。即于己所好之物，生起染污之爱着心，引生五取蕴而产生诸苦。又作贪欲、贪爱、贪着，略称欲、爱。《俱舍论》卷二十广引诸经，谓缘五欲之境而起贪欲，缠缚其心，故称欲轭。书中又举出欲贪、欲欲、欲亲、欲爱、欲乐、欲闷、欲耽、欲嗜、欲喜、欲藏、欲随、欲着等十二项冠有"欲"字之异称。据《瑜伽师地论》卷五十五载，贪系由取蕴、诸见、未得境界、已得境界、已受用之过去境界、恶行、男女、亲友、资具、后有及无有等十事而生，经由以上十事所生起之贪，依序称为事贪、见贪、贪贪、悭贪、盖贪、恶行贪、子息贪、亲友贪、资具贪、有无有贪。《俱舍论》卷二十二将贪分为四种：显色贪、形色贪、妙触贪、供奉贪，可修各种不净观以对治之。贪是一种对物质、色相、精神的过分追求。

②嗔：又作嗔恚、嗔怒、恚、怒。音译作醍鞞沙。心所（心的作用）之名，为三毒之一。系指对有情（生存之物）怨恨之精神作用。于俱舍宗属不定地法之一，于唯识宗属烦恼法之一。据《俱舍论》卷十六、《成唯识论》卷六所载，对违背己情之有情生起憎恚，使身心热恼，不得平安，名为嗔。又忿、恨、恼、嫉、害等随烦恼，皆以嗔之部分为体，是为六根本烦恼（或十随眠）之一。以其不属推察寻求之性质（见），作用迟钝，故为五钝使之一。与贪、痴两者，共称为三毒（三不善根）。亦属五盖、十恶之一。嗔是对立、否定、灭他的不良情绪，对他人不满，起争斗之心，引发恶口、斗殴、战争等。

③痴：愚痴之意。为心所（心之作用）之名。谓愚昧无知，不明事理之精神作用。

俱舍宗视为大烦恼地法之一，唯识宗则视为烦恼位心所之一。与"无明""无智"同。为三不善根（三种根本恶德，亦即三毒、三火）之一，六根本烦恼之一，十随眠之一；为一切烦恼之所依，三界系中，于四谛及修道中断之。据《瑜伽师地论》卷八十六载，痴有无智、无见、非现观、惛昧、愚痴、无明、黑闇等异名。又同论卷五十五谓随烦恼中，覆、诳、谄、惛沈、妄念、散乱、不正知等，皆以痴之一分为体；成唯识论卷六谓诸烦恼之生起必由痴，故痴必定与其余九根本烦恼相应。痴是愚昧、不灵、呆滞、笨拙的行为，是一种缺乏智慧的表现。

以上的三种本惑性烦恼加上慢、疑、恶见就是六大烦恼。慢：心所（心之作用）之名。俱舍宗以之为四十六心所中的八不定地法之一，唯识宗则以之为五十一心所中的六根本烦恼之一。即比较自己与他人之高低、胜劣、好恶等，而生起轻蔑他人之自恃之心，称为慢；亦即轻蔑、自负之意。疑：俱舍七十五法之一，唯识百法之一。谓对迷悟因果之理，犹豫而无法决定之精神作用。即对于佛教真理犹豫不决之心。恶见：又作不正见，略称见。为法相宗所立百法之一，属六烦恼之一。指邪恶之见解，亦即违背佛教真理之见解。

上面的烦恼有的是恶行，有的是恶见，恶行应修道而断，恶见应见道而断。

（2）随烦恼：顾名思义，是随着上述六种烦恼所生的烦恼，分为三类：小随烦恼、中随烦恼和大随烦恼。

小随烦恼：①忿：即对不顺自心之对境，引生气怒之情，而发为暴恶之行动，称为忿。②恨：恨即指对忿怒之事永远不忘，乃结怨之精神作用。③覆：即恐名誉将堕而隐藏自己之过恶，不表露悔过之行为或精神作用。④恼：起嗔怒之心，追想过去之行事或现在不悦之事物，而心中懊恼之精神作用。⑤嫉：指对于他人之善、美等生起不悦之精神作用。⑥悭：据《成实论》卷十杂烦恼品举出五悭，即：住处悭、家悭、施悭、称赞悭、法悭等，意指对住处、家宅、布施、称赞、法义等心存独占欲。此外，财悭、法悭即指吝于财物与教法而不愿施舍，称作二悭。⑦诳：即以种种手段迷惑他人之精神作用。⑧谄：即为网取他意，而无法如实显表自己之精神作用。亦即心曲不真，将自己本心隐藏而对他人却故意装出顺从之心理作用。⑨害：指欲损害他人之心。⑩憍：谓不对他人，而仅对自己之种性、色力、财位、智才等有所染着，使心高举之精神作用。即对自己之长处产生傲慢自大之心理。

中随烦恼：①无惭：即对诸功德不崇敬，又对有德之师长忌难不服；或对己过无羞耻心。②无愧：指做别人认为罪恶之事，而不感惭愧，亦不害怕。

大随烦恼：①掉举：指心浮动不安之精神作用，为"惛沈"之对称。②惛沈：又作昏沉、惛、昏。指使身心沉迷、昏昧、沈郁、钝感、顽迷，而丧失进取、积极活动之精神作用。③不信：指内心污浊之精神作用。于四谛三宝等，未能忍许爱乐，自相混浊，内心不澄净，称为不信。④懈怠：即指懒惰之状态。除意指不积极修善行之精神作用外，并有积极行恶之含义。⑤放逸：即放纵欲望而不精勤修习诸善之精神状态。⑥失念：指对于所缘境及诸善法不能明白记忆之精神作用。⑦散乱：即心于所缘之境流荡散乱之精神作用。亦即心若无一定，则起障碍正定的恶慧之作用。⑧不正知：指误解所观之境之精神作用。

以上详细地解释了佛教的 26 种烦恼，基本包括了心质学中的负面情绪和情感，错误的认识等。佛教认为这些烦恼会在不同程度上阻碍智慧的发生，破坏人的心灵乃至身体的健康。《楞严经》认为："纯情则坠，纯想则飞，情想均等，生于人中。"而要解决、减少、尽灭如上烦恼，佛教认为必须通过各种各样的修行手段，称为"禅修""精进"。

5. 修行即治疗

佛教认为要获得智慧，究竟成佛，证得菩提，唯一的办法就是修行，修行就是离苦得乐的过程，而修行也是一种治疗，在修行中，所有的烦恼障碍都会除去，研究佛教的修行，对心质疾病的治疗有深刻的意义。不同的宗派又有不同的修行法。

（1）圆顿止观：天台宗在修行方面提倡"圆顿止观"，以达到"烦恼即菩提""生死即涅槃"的解脱。在圆法、圆信、圆行、圆位、圆功德、圆力的基础上进行止观。智者大师的"止观"方法主要记载在《摩诃止观》中，《摩诃止观》是一本"以初发心学佛者为对象的佛学概论和习禅教科书"。佛教认为众生根性有利钝之别，悟入实相有迟疾不等，即所谓"根有利钝，悟有迟疾"。利根者可顿超直入，无须阶次；钝根人则需多层阶梯，拾阶进修，多种方便，随缘对治。为了对治修道之人的根性利钝之不同，智者大师秉着《法华经》"开权显实"的原则，借多层"次第"方便，彰显"圆顿"之究竟。其中，"圆顿止观"中的"十乘"观法就具有顿渐涵容、利钝普沾的特征。

圆顿止观的具体修行内容就是"十乘观法"，"十乘"顺次为：①观不思议境；②发真正菩提心；③善巧安心；④破法遍；⑤识通塞；⑥道品调适；⑦对治助开；⑧知次位；⑨能安忍；⑩无法爱。第一观是真正的观法，其他九个都是辅助的，而且是有层次的，根据人的不同根机、因缘等，需要修的观法依次增多。

（2）如何"顿悟"：禅宗六祖慧能提出了他的修行之法，即"顿悟"之法。"顿悟"是相对于"渐悟"而说的，这是佛教觉悟的最基本的两种方式。对于顿和渐，慧能认为："何以渐顿？法即一种，见有迟疾，见迟即渐，见疾即顿，法无渐顿，人有利钝，故名渐顿。"是指从佛法的角度看，并没有顿法、渐法的分别。人的认识能力的差异，即佛说根性或根器的差异，从根性的角度来说，突出了认识能力的先天性，包括认识能力的先天心理基础和生理基础的差异。所以顿悟是指认识能力强的人可以瞬间觉悟。慧能反对顿法、渐法之分，只承认禅法的唯一性，其意也在于这种顿法。

对于迷和悟来说，众生与佛处于一个清净、空寂、本觉、智慧的心体中，两者的区别就是迷和悟。佛不过是觉悟了的众生，众生不过是没有觉悟的佛。所以众生与佛全在一个"悟"字。"自性迷，佛即是众生；自性悟，众生即是佛。"影响众生觉悟的因素就是烦恼，贪嗔痴三毒，"心中众生，所谓邪迷心、诳妄心、不善心、忌妒心、恶毒心，如是等心，尽是众生"。那么到底什么是顿悟，慧能认为：

①顿悟是识心见性的内省。顿悟活动的主体和客体是完全合一的，是心的自我体认，是自心的内向思维。这种内省不需要通过感觉器官，甚至不需要世俗认识活动中的理性功能，它是一种直觉的认识。也就是说，顿悟的本体是心，顿悟的对象仍然是心。"不识本心，学法无益；识心见性，即悟大意。"这就是后来"明心见性"的早期提法。修行的目的不是追求心外事物的看法，而是人生的解脱，关键在于对自心本性的认识。这也是慧能心性论的落实之法。

②顿悟是直指人心的直觉。直指人心就是不依赖中介手段，直达心体，直指心源，一针见血。"善知识，是人性本清净，万法在自性。""善知识，菩提般若之知，世人本自有之。"以上两句直接指示了众生自身的清净本心、众生的本有智慧。

③顿悟是顿除烦恼，顿现佛性。众生与佛的差别，只在于迷和悟的不同，由于烦恼的障碍，调伏烦恼在顿悟中就显得尤为重要，慧能主张烦恼本性空无，染而非染，可以一时顿除，因为烦恼如同乌云，一遇大风，霎时消灭。

④顿悟是一念相应的瞬间。迅速、快捷、无过程、十分方便，就是慧能对于"顿"的理解。因此使用"一念"这个词来形容，"一念若悟，即众生是佛"。是一刹那，自性光明的闪耀，灵感的显现。

⑤顿悟是完全彻底的觉悟。在一瞬间完成的觉悟是对自性本心的完全的把握，慧能称之为"尽悟"："但于自心，令自本性常起正见，烦恼尘劳众生，当时尽悟。"慧能认为人的自心是包含了宇宙中的一切法，所以自心的觉悟是完全而彻底的。

⑥顿悟是瞬间实现的永恒。而这种觉悟一旦发生，就会一直保持着觉悟的状态，不会再需要担心烦恼。刘禹锡说："一言顿悟，不践初地。"

⑦顿悟是自性自度的自主。顿悟必须依靠自身的力量。慧能认为，所谓生死，都是自心的理解，自心有迷，执着生死轮回，就不能觉悟。自心空明，不执着此境，便可以脱离生死，到达彼岸。所谓"自性自度"。

⑧顿悟是悟而无所得。顿悟以后，虽然说是有所得，从迷惘得到智慧，但又是无所得，因为智慧本性自足，并没有多一分或者少一分，所以称为"得无所得"。

⑨顿悟是得而不可说。慧能的禅学针对可说与不可说采取一种中道的方式，"如人饮水，冷暖自知"。其实是因为每人觉悟的层次不同、方法不同，每人的智慧也不同，所以说了别人也不一定懂。这是一种多样化、个性化的觉悟观，与现在的疾病治疗的个性化思想有异曲同工之妙。这也提示我们在对于心质疾病的治疗中要"因人制宜"。

对于修行来说，慧能主张无修之修，反对看心看净，反对坐禅，悟后也不需要维护。

（3）回向大慈悲：净土宗主张修行需大发慈悲之心，重视慈悲精神在修行中的作用，认为其是觉悟的必要条件。净土宗强调"回向"，昙鸾解释道："云何回向，不舍一切苦恼众生，心常作愿回向为首，得成就大悲心故。"回向有二种相。一者往相，二者还相。往相者，以己功德回施一切众生，作愿共往生彼阿弥陀如来安乐净土。还相者，生彼土已，得奢摩他毗婆舍那方便力成就，回入生死稠林，教化一切众生共向佛道。若往若还，皆为拔众生渡生死海。是故言，回向为首，得成就大悲心故。

回向就是已经觉悟，到达彼岸的人又发大慈悲心，轮回生死，教化众生。因为大悲的缘故，放弃极乐世界，净土宗坚持了大乘佛教的情怀。慈悲心对心质的后天调节有很大意义，因为慈悲本身就是除去执着，获得解脱的最好方式。胸怀众生苦难，以度他人为己任则自己的烦恼也将消除。

在修行的方法上，净土宗提倡"念佛修行"。净土宗经过长期的修行实践后总结出了一种简化的修行方法，提倡诵念佛号。即是口念"阿弥陀佛"或"南无阿弥陀佛"。这种修行方法十分简单，操作便捷，甚至可以"散心念佛"。定心观佛，观和念相互促进，达到智慧觉悟。

（4）一身正气：律宗在修行时强调"戒体"修炼，"戒体"指经由作礼乞戒等仪式所引发的内心持戒，也就是指受戒后所产生的防非止恶的力量，是一种拘束内心且持续存在的神秘效力。这种"戒体"思想和做法与中医所说的体内正气十分相似，都是抵御外邪的一种力量。道宣将戒体与唯识学思想和圆教理论相联系，认为戒体的形成与"种子"息息相关，戒体实际是种子熏习而成。唯识学中的阿赖耶识非善非恶无有记性，由于种子遇缘而生，所以戒体是在受戒时种子受到熏习形成。这对心质学中探讨人的品德性格形成原因具有积极作用。

此外，道宣还认为："夫戒者以随器为功，行者以领纳为趣。而能善净身心称缘而受者，方克相应之道，若情无远趣差之毫微者，则徒染法流。"此处强调的是受戒者形成戒体需要积极的心态，同时强调戒体的形成与个人努力的重要关系。

（5）身、口、意的秘密：三密论是指身、口、意三秘密。身秘密，就是结手印，这些不同的手印契合了佛菩萨的身秘密。口秘密，就是口诵真言，这些真言同某些具体的法门对应。意秘密，是用心观想，这个和其他宗派所说的观行、止观、禅修是基本类似的。《总释陀罗尼义赞》认为："于大乘修菩萨道二种修行，证无上菩提道，所谓依诸波罗蜜修行成佛，依真言陀罗尼三密门修行成佛。"三秘密是密宗所持的基本观点，通过身体的运动、语言的交流和内心的沟通，从而与智慧相通证得觉悟。

密宗崇拜梵文的字母，被称为音声实相，他们认为文字和声音都可以联通神灵，都有其不同的佛法意义。而其中的"阿"字是最重要的一个，《大日经疏》认为："凡最初开口之音，皆有阿声；若无阿声，则无一切言说。故为众声之母。"人类的发音语言，从阿字而起，我们一张嘴便首先形成一个阿音的嘴型。所以密宗认为阿是所有字母的种子，从另一个层面可以解释为是孕育人类的大地。

（三）道家

道家思想在经历了中国封建社会后期特有的一种文化大繁荣现象——百家争鸣之后，形成了一种以"道法自然，无为而治"为中心思想的信仰基础，作为中国本土文化孕育的宗教信仰，道教思想萌芽于中国的封建社会，伴随着皇权意识的产生，百家争鸣时代结束。作为中国后封建时代的第一个大一统社会，秦为了树立普遍的"尊君"意识，采取了一系列违背自然的加强中央集权的措施，导致统治后期，经济疲软，社会秩序混乱，文化沦丧，人民失去了基本的生活保障。所以，在礼崩乐坏的秦后汉统一时期，道家思想显得弥足珍贵，黄老思想被汉初统治者所重视，结合社会的自我修复能力，到汉武帝统治时期，社会已经初具恢复礼乐制度的生机和物质基础，一直实行郡国并行制的西汉存在影响中央集权的不和谐因素，因此一套"阳儒阴法"的思想上层建筑逐步取代了汉初"人权萌芽"的黄老之学。直到东汉时期，随着方士和谶纬学说的盛行，道家思想有复苏之势，道教的雏形也形成于此。

21 世纪初期，宗教思想研究进入了一个理性而深刻的阶段，道家心性论的思想体系初步建立，这也为讨论道家思想与心质学的联系奠定了理论基础。道家思想作为道教的一种指导思想，能够历经中国社会制度的变迁而不灭，与其"秉心""凭心""契合于心"的认识论观点有很大关系。道家思想是一种更倾向于人性的宗教思想理论，虽然其核心是形而上的"道"，并衍生出一系列神谱，但"天人合一"却依旧把修心的实质落在了"人"身上。这便是宗教思想的一种进步因素。道家思想深植于中国传统文化，潜移默化影响了中国人认识和改变世界的方式，通过社会遗传和历史继承，这种认识论和世界观也同时在潜移默化地影响着中国人对自我心质的认识和改造。

1. 性论

道家性论的实质是"道"在人身上的体现和延伸，同时"反哺"于"道"，即"人亦大"。一般认为，道家的"性"指的是人的先天因素，在一定程度上对应着心质学的心灵质层面。

《老子》一书未见"性"字，但其提出的"德"，即后代所谓的"性"。因为道彰显于物，即是"德"。德内化于人，即为人之性，与道家基本性论相近。老子所言德，就其描述的内涵而言，实与性相近，比如："上德不德，是以有德。下德不失德，是以无德。上德无为而无不为。下德为之而有以为。上仁为之而无以为。上义为之而有以为。上礼为之而莫之应，则攘臂而扔之。故失道而后德，失德而后仁，失仁而后义，失义而后礼。夫礼者，忠信之薄，而乱之首。前识者，道之华，而愚之始。是以大丈夫处其厚，不居其薄；处其实，不居其华。故去彼取此。"在老子看来，道之本性即是自然无为。由此出发，老子反对人之有为，因为有为破坏了人的原始纯朴，造成了人格的分裂，带来了贪欲。针对这一现象，老子提出"常德乃足，复归于朴"，所谓"常德"乃是原初、原始和自然的人性状态。而婴儿为人之原初，所以性之朴为婴儿之性。因此老子经常赞扬婴儿、赤子，"常德不离，复归于婴儿""含德之厚，比于赤子""众人熙熙，如享太牢，如登春台，我独泊兮其未兆，如婴儿之未孩"，希望通过对婴儿之性的强调能挽回人性的日渐零落。

而关于德与性的关系，《文子·上礼》已有阐明："循性而行谓之道，得其天性谓之德。"虽然德性并称，显然就其内涵而言，早期道家所言之德确为性的另称。《文子》基本继承了老子的观点，并加以扩展："夫人从欲失性，动未尝正也，以治国则乱，以治身则秽。故不闻道者，无以反其性；不通物者，不能清静。原人之性无邪秽，久湛于物即易，易而忘其本，即合于若性。水之性欲清，沙石秽之。人之性欲平，嗜欲害之。唯圣人能遗物反己，是故圣人不以智役物，不以欲滑和，为乐不忻忻，其于忧不惋惋，是以高而不危，安而不倾。"他认为原人之性无邪秽，是一种道家性善论的表述，而因为后天情欲的扰动"从欲失性"，将"易而忘其本"而合于"若性"，因此要保持本性，须学圣人不以智役物，不以欲滑和的方法。文子的理念同老子一致，同样欲将"无为"思想延伸至治国方面，认为"故圣人牧民也，使各便其性，安其居，处其所能，周其所适，施其所宜，如此，即万物一齐，无由相过"，当然其目的还是为了保持性之本然状态。

《庄子·庚桑楚》有言："道者，德之钦也；生者，德之光也；性者，生之质也。性之动谓之为，为之伪谓之失。"对于万物而言，性皆是生的内核，而性动则为，为伪则失，故性之常为静。"泰初有无，无有无名，一之所起，有一而未形。物得以生，谓之德；未形者有名，且然无间，谓之命；留动而生物，物成生理，谓之形；形体保神，各有仪则，谓之性；性修反德，德至同于初。同乃虚，虚乃大。合喙鸣，喙鸣合，与天地为合。其合缗缗，若愚若昏，是谓玄德，同乎大顺。"（《庄子·天地》）此处德与性开始分野，性成为形神相得之后人的状态，其特点是虚、大、顺乎自然。

"马，蹄可以践霜雪，毛可以御风寒。龁草饮水，翘足而陆，此马之真性也。虽有义台路寝，无所用之。"（《庄子·马蹄》）"马之真性随其所能自在发挥，无所牵绊，而人之真性亦然：夫赫胥氏之时，民居不知所为，行不知所之。含哺而熙，鼓腹而游，民能以此矣。及至圣人，屈折礼乐以匡天下之形，县跂仁义以慰天下之心，而民乃始踶跂好知，争归于利，不可止也。"（《庄子·马蹄》）基于人之本性，庄子反对以儒家仁义之道来干扰人性，以求道德之正："骈拇枝指，出乎性哉，而侈于德；附赘县疣，出乎形哉，而侈于性；多方乎仁义而用之者，列于五藏哉，而非道德之正也"（《庄子·骈拇》）同时也是圣人的要求："圣人达绸缪，周尽一体矣，而不知其然，性也。"（《庄子·则阳》）对于性的具体体现，在庄子看来，乃是虚静恬淡、寂漠无为、素朴纯粹，正与道法合一："夫虚静恬淡寂漠无为者，天地之本，而道德之至。"（《庄子·天道》）"夫虚静恬淡，寂漠无为者，万物之本也……静而圣，动而王，无为也而尊，朴素而天下莫能与之争美。"（《庄子·天道》）"夫恬淡寂漠，虚无无为，此天地之本，而道德之质也。"（《庄子·刻意》）在庄子眼中，人之本性既然得自于道，为自然、自在、自由。所以，人之一切所得，只能有利、有益于人之自由与自在，而不能损毁、破坏人之自由与自在。

2. 心论

心是心质学的第二层次，它来自于性，又发散为情，是人心质状态稳定的层面。在道家之中的心虽然也意会为主神之心，但更是人之精神状态与精神生活的概称；而且道家强调本于道，根于自然的本心，从而上升到哲学层面，对于如何解决心的问题展开探讨。

老子对于心的论述如："圣人常无心，以百姓心为心。善者，吾善之；不善者，吾亦善之；德善。信者，吾信之；不信者，吾亦信之；德信。圣人在天下，歙歙焉，为天下浑其心，百姓皆注其耳目，圣人皆孩之。"（《老子》四十九章）所谓圣人是指统治者，而"以民为心"和"浑其心"均是治民的方法，具体而言便是"虚心实腹"："不尚贤，使民不争；不贵难得之货，使民不为盗；不见可欲，使民心不乱。是以圣人之治，虚其心，实其腹，弱其志，强其骨，常使民无知无欲，使夫智者不敢为也。"（《老子》三章）从而使民达到无知无欲的处境，对于个人修养显然并不适用。

到了文子，对于心的谈论开始转向人本身："故心者形之主也，神者心之宝也。形劳而不休则蹶，精用而不已则竭，是以圣人遵之不敢越也。"（《文子·九守·守虚》）"人有顺逆之气生于心，心治则气顺，心乱则气逆。心之治乱在于道，得道则心治，失道则心乱。心治即交让，心乱即交争。让则有德，争则生贼。"（《文子·符言》）虽然最后立论还是落脚到了治乱之道，但已经开始对心的修养有所涉及："古之为道者，理性情，治心术，养以和，持以适，乐道而忘贱，安德而忘贫。性有不欲，无欲而不得；心有不乐，无乐而不为。"（《文子·九守·守易》）在文子眼中，治理心术的基本方法便是"养和持适"。

《管子·心术上》和《管子·心术下》是两篇论心的专章，一般被认为是宋钘、尹文之学，在道家心论发展上有非常重要的意义。《管子》首先明确了心的生理作用："心之在体，君之位也，九窍之有职，官之分也。耳目者，视听之官也，心而无与于视听之事，则官得守其分矣。夫心有欲者，物过而目不见，声至而耳不闻也。故曰：上离其道，下失其事。故曰：心术者，无为而制窍者也。"（《管子·心术上》）在其君九窍的生理基础上提出心术的要领，便是无为而制窍；如何制窍？《管子》又提出了"洁宫"的方法："洁其宫，开其门。宫者，谓心也，心也者，智之舍也，故曰宫。洁之者，去好过也。门者，谓耳目也。耳目者，所以闻见也。"（《管子·心术上》）洁宫便是洁心，只有摒弃外物的干扰，除去内心的欲望，才能真正感知道德存在；不洁便会有

"神不处"的危害。除了洁宫,《管子》还提出一些其他方法:"不修之此,焉能知彼?修之此,莫能虚矣。虚者,无藏也。"(《管子·心术上》)"毋先物动,以观其则。动则失位,静乃自得。"(《管子·心术上》)"专于意,一于心,耳目端,知远若近。"(《管子·心术下》)"去欲则宣,宣则静矣,静则精,精则独立矣,独则明,明则神矣。"(《管子·心术上》)通过"虚""静""一""去欲"等手段,《管子》想要达到的目的是:"形不正者,德不来;中不精者,心不治。正形饰德,万物毕得。"(《管子·心术下》)对于个人而讲是"正形饰德",而对于社会而言则是:"心安是国安也,心治是国治也。治也者,心也;安也者,心也。治心在于中,治言出于口,治事加于民,故功作而民从,则百姓治矣。"(《管子·心术下》)最终又落脚到了"安国治民"身上。

而到了庄子,对于人心本身的关怀成为最重要的议题。"夫哀莫大于心死,而人死亦次之。"(《庄子·田子方》)此处庄子将心而非肉体认为是人的生死所系。庄子并不关注心本身的哲学含义,因为他深切体会到现实生活对心的折磨和摧残:"与物相刃相靡,其行尽如驰,而莫之能止,不亦悲乎!终身役役而不见其成功,苶然疲役而不知其所归,可不哀邪?人谓之不死,奚益?其形化,其心与之然,可不谓大哀乎?人之生也,固若是芒乎?其我独芒,而人亦有不芒者乎?"(《庄子·齐物论》)所以如何让心摆脱奴役,不再迷茫,复归于自由状态,才是庄子的兴趣所在。同时庄子又鲜明地反对机心的存在:"吾闻之吾师,有机械者必有机事,有机事者必有机心。机心存于胸中则纯白不备。纯白不备则神生不定,神生不定者,道之所不载也。吾非不知,羞而不为也。"(《庄子·天地》)有机心则神不定,神不定则不能悟道,因此庄子坚决不为。为此,庄子提出了"无撄"的办法:"崔瞿问于老聃曰:'不治天下,安藏人心?'老聃曰:'汝慎无撄人心……天下脊脊大乱,罪在撄人心。'"(《庄子·在宥》)庄子通过黄帝以仁义撄人心致世风日下、道德沦丧的故事说明干扰心性的危害,指出"慎无撄"的重要性;在"无撄"的同时还要"无为":"意!心养。汝徒处无为,而物自化。堕尔形体,黜尔聪明,伦与物忘,大同乎涬溟,解心释神,莫然无魂。万物云云,各复其根。"(《庄子·在宥》)无为而物化,物化而复根,乃是心养的不二法门。

而在"无撄"和"无为"之后达到的境界便是"游心":"孔子见老聃,老聃新沐,方将被发而干,蛰然似非人。孔子便而待之。少焉见,曰:'丘也眩与?其信然与?向者先生形体掘若槁木,似遗物离人而立于独也。'老聃曰:'吾游心于物之初。'"(《庄子·田子方》)"游心中遗物离人的老子正是庄子的理想形象;游心何处?游心于天:'胞有重阆,心有天游。室无空虚,则妇姑勃豀;心无天游,则六凿相攘。'"(《庄子·外物》)在庄子看来,"游心"最重要的特征便是所谓"物物而不物于物":"且夫乘物以游心,托不得已以养中,至矣!"(《庄子·人间世》)摆脱了物的奴役反而乘雾而游,最终庄子实现了自我意义的逍遥游;"人有能游,且得不游乎?人有不能游,且得游乎?夫流遁之志,决绝之行,噫!其非至知厚德之任与!"(《庄子·外物》)在俗世的折磨和内心的自由在中，庄子果断地拥抱了后者。

　　3. 情论

　　情，是心质学第三层面，是性与心在面对变动不居的环境和时间发展在人的具体表现。道家所讲之情，并非单论情绪，也包括对于人本身欲望的讨论，由此道家学说讲究清静自然，所以对于扰动修养的情欲一般持否定和压抑态度。当然在不同的道家人物眼中，观点有一定差别。

　　在老子看来："五色令人目盲，五音令人耳聋，五味令人口爽；驰骋畋猎，令人心发狂。难得之货，令人行妨。是以圣人为腹不为目。故去彼取此。"（《老子》十二章）五色五音等人欲之事，会令人发狂、令人行妨，放纵欲望并非是圣人的做法。因此老子主张："不见可欲，使民心不乱。""常使民无知无欲。"（《老子》三章）对于一般人来讲，不可见欲是禁欲的最佳方法。

　　《文子》对人之情欲，也是持否定之态度："夫哀乐者，德之邪。好憎者，心之累。喜怒者，道之过。"（《文子·九守·守虚》）对于统治者而言："寡所求，去诱慕，除嗜欲是统治下民的至人之道；夫至人之治也，弃其聪明，灭其文章，依道废智，约其所守，寡其所求，去其诱慕，除其嗜欲，损其思虑。约其所守即察，寡其所求即得。"（《文子·道原》）对于自我的精神追求而论，《文子》树立的真人形象也是一副清心寡欲的面目："真人体之，以虚无、平易、清静、柔弱、纯粹素朴，不与物杂……不以物滑和，不以欲乱情……无所乐，无所苦，无所喜，无所怒，万物玄同，无非无是。夫形伤乎寒暑燥湿之虐者，形究而神杜，神伤于喜怒思虑之患者，神尽而形有余。故真人用心复性，依神相扶，而得终始。"（《文子·道原》）"是故圣人不以人易天，外与物化，而内不失情……故圣人不以事滑天，不以欲乱情，不谋而当，不言而信，不虑而得，不为而成。"（《文子·道原》）所以文子提出"遗物反己"的观点："故人性欲平，嗜欲害之。唯有道者，能遗物反己。有以自鉴，即不失物之情，无以自鉴，即动而惑荧。夫纵欲失性，动未尝正，以治生即失身，以治国即乱人。故不闻道者，无以返性。"（《文子·下德》）自我反省，明心见性，不在欲望中迷失自我，方能真正得道。

　　与前人不同，庄子把情分为俗情和性命之情。俗情便是老子所讲的五色五音等外物所引动的情感，对于此，庄子延续着贬斥的态度："且夫失性有五：一曰五色乱目，使目不明；二曰五声乱耳，使耳不聪；三曰五臭熏鼻，困惾中颡；四曰五味浊口，使口厉爽；五曰趣舍滑心，使性飞扬。此五者，皆生之害也。"（《庄子·天地》）五者害生的结果是迷失本性，为物所役："故曰：丧己于物，失性于俗者，谓之倒置之民。"（《庄子·缮性》）"有人之形，无人之情。有人之形，故群于人；无人之情，故是非不得于身。"（《庄子·德充符》）而性命之情则是庄子所赞扬和提倡的："吾所谓藏者，非所谓仁义之谓也，任其性命之情而已矣。"（《庄子·骈拇》）彼至正者，不失其性命之情。其本质是源自人性的自然之情："达生之情者，不务生之所无以为；达命之情者，不务知之所无奈何。"（《庄子·达生》）顺其自然，无为知命，循道所生的情便是性命之情，有助于保守精神自在和内心宁静。基于两情的不同褒贬，庄子提出了无情说："惠子谓庄子曰：'人故无情乎？'庄子曰：'然。'惠子曰：'人而无情，何以谓之人？'庄子曰：'道与之貌，天与之形，恶得不谓之人？'惠子曰：'既谓之人，恶得无情？'庄子曰：'是非吾所谓情也。吾谓情者，言人之不以好恶内伤其身，常因自然而不益生也。'惠子曰：'不益生，何以有其身？'庄子曰：'道与之貌，天与之形，无以好恶内伤其身。今子外乎子之神，劳乎子之精，倚树而吟，据槁梧而瞑。天选子之形，子以坚白鸣。'"（《庄子·德充符》）虽然庄子自己可以直面哀乐："山林与，皋壤与，使我欣欣然而乐与？乐未毕也，哀又继之！哀乐之来，吾不能御；其去弗能止！悲夫世人直谓物逆旅耳！"（《庄子·知北游》）但世人的愚浊和性命之情的难得，使庄子无奈地发出了"无情"的感叹。

随着中医学的发展，对于因情致病有了更多更深入的认识。这一成果也反映在秦汉时期的道家身上，他们开始通过情绪对身体的负面影响来反对情本身，完善了先秦时期的观点："人之情，欲寿而恶夭，欲安而恶危，欲荣而恶辱，欲逸而恶劳。四欲得，四恶除，则心适矣。四欲之得也，在于胜理。胜理以治身则全生，（以）生全则寿长矣胜理以治国则法立，法立则天下服矣。故适心之务在于胜理。"（《吕氏春秋·仲夏纪·适音》）"夫喜怒者，道之邪也。忧悲者，德之失也；好憎者，心之过也；嗜欲者，性之累也。人大怒破阴，大喜坠阳；薄气发暗，惊怖为狂；忧悲多恚，病乃成积；好憎繁多，祸乃相随。"（《淮南子·原道训》）"嗜欲者使人之气越，而好憎者使人之心劳，弗疾去则志气日耗。"（《淮南子·精神训》）经过之后魏晋玄学和道教对情欲的进一步思辨和某些领域对于情的提倡，使得情的理论更加立体和完善，并在唐宋之后成为道教修行的必经法门。禁欲成为道教理论的主要特征之一，清心寡欲也成为道士群体的标准人格。

4. 命论

对于命运和心质的关系，历来有不同的看法。显然心质会受到先天因素的极大影响，也是心质得以形成的基础，然而如何看待先后天在心质学的比重，仍是一个值得深入思考的问题。因此，研读道家对于命论的看法，既可以理解中国传统文化中对于知命、认命和改命的矛盾心理，又对解决心质学一些问题大有裨益。

对于命运，老子并没有明确的说法，《列子》中有一些论述："死生自命也，贫穷自时也。怨夭折者，不知命者也。怨贫穷者，不知时者也。当死不惧，在穷不戚，知命安时也。"（《列子·力命》）但更值得重视的是庄子。庄子对于命，基本上采取一种无可奈何的态度："知其不可奈何而安之若命，德之至也。"（《庄子·人间世》）这是庄子对于命最基本的看法。具体来讲，庄子认为命既作用于人，也作用于万物："受命于地，唯松柏独也正，在冬夏青青；受命于天，唯尧、舜独也正在万物之首。求其为之而不得也。然而至此极者，命也夫！"(《庄子·大宗师》)"受命"决定了尧舜和松柏的后期发展，最后不得不感叹"命也夫"；而且对于命运，庄子认为是不可违抗，也是不需要违抗的："天下之大戒二：其一命也，其一义也。子之爱亲，命也，不可解于心；臣之事君，义也，无适而非君也，无所逃于天地之间。是之谓大戒。"(《庄子·人间世》)既然连爱亲之责都算命的范畴，便不应选择逃避的方法；"死生、存亡、穷达、贫富、贤与不肖、毁誉、饥渴、寒暑，是事之变、命之行也。"(《庄子·德充符》)此处庄子将俗世中最重要的变数都归结于命数，在有限的挣扎中依旧无可奈何，甚至包括某些概率问题："游于羿之彀中，中央者，中地也，然而不中者，命也。"(《庄子·德充符》)

不过在无尽的喟叹之后，庄子转而去寻找命运与天和道德联系：知天之所为，知人之所为者，至矣。知天之所为者，天而生也；知人之所为者，以其知之所知，以养其知之所不知，终其天年而不中道夭者，是知之盛也。(《庄子·大宗师》)而且知命知时是圣人之为："知穷之有命，知通之有时，临大难而不惧者，圣人之勇也。由，处矣！吾命有所制矣！"(《庄子·秋水》)最后他提出了"县解"："且夫得者，时也；失者，顺也。安时而处顺，哀乐不能入也。此古之所谓县解也。而不能自解者，物有结之。"(《庄子·大宗师》)安时、处顺是对时和命的初步方法，具体到生活则是哀乐不能入，这样的损失显然是庄子乐于承受的："终身役役而不见其成功，苶然疲役而不知其所归，可不哀邪？人谓之不死，奚益？其形化，其心与之然，可不谓大哀乎？人之生也，固若是芒乎？"(《庄子·齐物论》)庄子在他的精神世界了完成了对命运的抗争。

5. 梦论

梦对人的精神世界有重大影响。一方面对于梦的态度与本人的世界观和精神观密切相关，一方面对于梦的思考又反馈回来，对某些观点的形成有不小的影响。在古代中医学看来，梦是肝不藏魂的表现；而在道家眼中，梦境更多的是指另一个世界，著名的"庄周化蝶"，便是其对梦的形象阐释和典型思考。实际上道家开始从哲学本体论的高度对梦进行思考，以庄子为代表提出一种以人生的超越为目的的独特观点。此种梦论乃是为证道、体道而建立的，是其根本道论的一部分。

在道家看来，梦或者说对于梦的感知首先是一种生理现象，不同人在不同条件下会遭遇不同的梦境，这既与人的身心状态有关，也与性和心的修养有关。《列子》说："故阴气壮，则梦涉大水而恐惧；阳气壮，则梦涉大火而蟠惕；阴阳俱壮，则梦生杀。甚饱则梦与，甚饥则梦取。是以浮虚为疾者，则梦扬；以沉实为疾者，则梦溺。藉带而寝则梦蛇，飞鸟衔发则梦飞。将阴梦火，将疾梦食；饮酒者忧，歌舞者哭。"(《列子·周穆王》)这便是将梦的不同内容与人的不同生理状况联系起来，与中医学的认知十分相近。既然梦可以预知人的身体状况，便有预知未来时间的可能，也就是占梦：梦饮酒者，旦而哭泣；梦哭泣者，旦而田猎（《庄子·齐物论》）。这成为后世占梦解梦的先驱。

但是在对梦不断的体验之中，梦境本身所特有的荒诞感、无理性和快速的时间流逝，使道家开始对梦的虚假性产生了质疑。一方面，就主观体验而言，梦与真实之间似乎并没有一道不可逾越的鸿沟："方其梦也，不知其梦也。梦之中又占其梦焉，觉而后知其梦也。且有大觉而后知此其大梦也，而愚者自以为觉，窃窃然知之。君乎，牧乎，固哉！丘也与女，皆梦也；予谓汝梦，亦梦也。是其言也，其名为吊诡。万世之后而一遇大圣，知其解者，是旦暮遇之也。"（《庄子·齐物论》）"譬若梦为鸟而飞于天，梦为鱼而没于渊。方其梦也，不知其梦也，觉而后知其梦也。今将有大觉，然后知今此之为大梦也。"（《淮南子·原道训》）其关键点在于"不知其梦也"，而梦中梦的体验又使得"醒"也具有不可预知性，从而产生"人生皆梦"的推测；另一方面道家还对判断梦的主体提出质疑，这便是"庄周梦蝶"：昔者庄周梦为胡蝶，栩栩然胡蝶也，自喻适志与！不知周也。俄然觉，则蘧蘧然周也。不知周之梦为胡蝶与？胡蝶之梦为周与？周与胡蝶，则必有分矣。此之谓物化（《庄子·齐物论》）。做梦的主体是人还是非人，是我还是非我，成为庄子一直在思考的问题。然而对于梦的困扰似乎只有凡人，因为：古之真人，其寝不梦，其觉无忧，其食不甘，其息深深。真人之息以踵，众人之息以喉（《庄子·大宗师》）。真人无梦，便不受梦的困扰，所以对于圣人真人的追求成为摆脱梦境的一种方法。

虽然庄子始终未能明确说出梦与醒的区别，但《列子》做出了尝试。它提出"神交为梦，形接为觉"的主张，并分别以八征来指征醒觉状态，以六候标明梦境：觉有八征，梦有六候。奚谓八征？一曰故，二曰为，三曰得，四曰丧，五曰哀，六曰乐，七曰生，八曰死。此者八征，形所接也。奚谓六候？一曰正梦，二曰噩梦，三曰思梦，四曰寤梦，五曰喜梦，六曰俱梦。此六者，神所交也（《列子·周穆王》）。但在区别了梦觉之别后，《列子》将两者均作为人生体验真实的存在："古莽之国……五旬一觉，以梦中所为者实，觉之所见者妄……中央之国……一觉一寐，以为觉之所为者实，梦之所见者妄……日阜落之国……常觉而不眠。"（《列子·周穆王》）梦与醒的比重决定了人的体验，这使得梦境之国的存在成为可能。

6. 修养论

正如研究心质的最终归宿是为了临床实践，道家讨论心性的最终归宿是为了修养。不同于后世道教繁复的内外丹道，老庄道家基本的修心养性方法均以心为载体，通过对心的调摄，达到对内部性和外部情的统一和谐，并最终达道。

老子以自然无为为根本。他提出的修养方法是"致虚守静"：致虚极，守静笃，万物并作，吾以观其复。夫物芸芸，各复归其根。归根曰静，是谓复命。复命曰常。知常曰明。不知常，妄作，凶。知常容，容乃公，公乃王，王乃天，天乃道，道乃久，没身不殆（《老子》十六章）。虚，是指虚物欲之心，"致虚"便是有意于为虚；静，内心之平静，"守静"就是保守内心平静不受干扰，"极"与"笃"是指修养的最高状态，即所谓极度和顶点；如此作为的中点是"复"，复根和复命的内涵均是静，也就是涤除人心之欲，努力保持人心最初的虚静。

老子虽然提出了致虚守静的方法，却并未详尽描述，这一任务交由庄子完成。庄子提出的做法有三："心斋""坐忘""齐物"。

（1）心斋。回曰："敢问心斋？"仲尼曰："若一志，无听之以耳而听之以心，无听之以心而听之以气。听止于耳，心止于符。气也者，虚而待物者也。唯道集虚。虚者，心斋也。"（《庄子·人间世》）心斋的关键点一是"若一志"，即专注于涤除物欲之心，二是"听之以气"，即以虚静之气感受万物变化，凭此方能保守心的虚静空灵，便是所谓的"心斋"。简而言之，心斋就是用虚静的心态去处事。

（2）坐忘。颜回曰："回益矣。"仲尼曰："何谓也？"曰："回忘仁义矣。"曰："可矣，犹未也。"它日复见，曰："回益矣。"曰："何谓也？"曰："回忘礼乐矣。"曰："可矣，犹未也。"它日复见，曰："回益矣。"曰："何谓也？"曰："回坐忘矣。"仲尼蹴然曰："何谓坐忘？"颜回曰："堕肢体，黜聪明，离形去知，同于大通，此谓坐忘。"仲尼曰："同则无好也，化则无常也，而果其贤乎！丘也请从而后也。"（《庄子·大宗师》）

所谓"坐忘"便是通过"堕肢体""离形""黜聪明""去知"的方法，和大道相通，化为一体，这就是"坐忘"。"忘"不是遗忘，而是放弃和超越：忘足，屦之适也。忘要，带之适也；知忘是非，心之适也；不内变，不外从，事会之适也；始乎适而未尝不适者，忘适之适也（《庄子·达生》）。"坐忘"就是无思无虑而物我两忘。类似的还有"吾丧我"，《庄子·齐物论》"南郭子綦隐机而坐，仰天而嘘，答焉似丧其耦。颜成子游立侍乎前，曰：何居乎？形固可使如槁木，而心固可使如死灰乎？今之隐机者，非昔之隐机者也。"子綦曰："偃，不亦善乎，而问之也。今者吾丧我，汝知之乎？"所谓"吾丧我"是指对于偏执的易为外物所染的自我抛弃和隐藏。

对于坐忘的具体方法，庄子又提出了"外"：吾犹守而告之，三日而后能外天下；已外天下矣，吾又守之，七日而后能外物；已外物矣，吾又守之，九日而后能外生；已外生矣，而后能朝彻；朝彻而后能见独，见独而后能无古今，无古今而后能入于不死不生。杀生者不死，生生者不生。其为物无不将也，无不迎也，无不毁也，无不成也。其名为撄宁。撄宁也者，撄而后成者也（《庄子·大宗师》）。"外"其内涵也是忘和弃，通过不断地"外"来达到"朝彻"，又通过"朝彻"达到即万物干扰也不动本心的"撄宁"。

（3）齐物。道恶乎隐而有真伪？言恶乎隐而有是非？道恶乎往而不存？言恶乎存而不可？道隐于小成，言隐于荣华。故有儒墨之是、非，以是其所非而非其所是。欲是其所非而非其所是，则莫若以明。物无非彼，物无非是。自彼则不见，自知则知之。故曰彼出于是，是亦因彼，彼是方生之说也。虽然，方生方死，方死方生；方可方不可，方不可方可；因是因非，因非因是。是以圣人不由而照之于天，亦因是也。是亦彼也，彼亦是也。彼亦一是非，此亦一是非，果且有彼是乎哉？果且无彼是乎哉？彼是莫得其偶，谓之道枢。道枢得其环中，以应无穷，是亦一无穷，彼亦一无穷也。故曰莫若以明（《庄子·齐物论》）。

齐物论，简言之就是齐彼此、是非、生死、可不可，在相互依存的关系之下，生死是非都只具有相对的性质，而再不具有绝对的意义。无法齐物的原因是"成心"的存在："未成乎心而有是非，是今日适越而昔至也，是以无有为有。"（《庄子·齐物论》）分别心的根源在于一己偏见。齐物最重要的一点便是齐生死：其分也，成也；其成也，毁也。凡物无成与毁，复通为一。唯达者知通为一，为是不用而寓诸庸。庸也者，用也；用也者，通也；通也者，得也。适得而几矣（《庄子·齐物论》）。成毁通一，则生死亦通一，超越了最令人恐惧的生死，便可摆脱命运的摆弄，进而达到精神上的真正自由。

关于齐物的具体做法，庄子认为：以道观之，物无贵贱；以物观之，自贵而相贱；以俗观之，贵贱不在己。以差观之，因其所大而大之，则万物莫不大；因其所小而小之，则万物莫不小。知天地之为稊米也，知毫末之为丘山也，则差数睹矣。以功观之，因其所有而有之，则万物莫不有；因其所无而无之，则万物莫不无。知东西之相反不可以相无，则功分定矣。以趣观之，因其所然而之，则万物莫不然；因其所非而非之，则万物莫不非（《庄子·秋水》）。实际上显然万物本身并不受主观上齐物的影响。因此齐物论是一种心态，一种修养的方法，是一种庄子理想中的人性境界。他希望着通过"齐物""心斋""坐忘"等方法达到"天地与我并生，而万物与我为一"（《庄子·齐物论》）和"独与天地精神往来"（《庄子·天下》）的最终境界。

五、心质学发展源流

（一）中医心质的萌芽

阴阳始于《易》，五行始于《书》，为后世各种哲学的思想源头，同时它们也是心质学思想的源头。此时期为重视礼乐教化的时期，重视个人品质、认知等心识志内容。

《易经》对于八卦的描述中，可以窥见对于不同人群性格的差别描述，可视作心质分类的雏形。对于君子和小人的描述，又启发了儒家的二分法；对于君子圣人的理想人格的描述，也成为后世理想人格的范本。

《尚书》对于心质最重要的贡献就是《尚书·皋陶谟》提出的所谓九德。皋陶曰："都！亦行有九德。亦言，其人有德，乃言曰，载采采。"禹曰："何?"皋陶曰："宽而栗，柔而立，愿而恭，乱而敬，扰而毅，直而温，简而廉，刚而塞，强而义。"宽而栗是宽宏大量而又能严肃精谨，柔而立是性格温柔而又能坚持主见，愿而恭是行为谦逊而又能庄重自尊，乱而敬是具有才干而又能谨慎认真，扰而毅是柔顺虚心而又能刚毅果断，直而温是正直不阿而又能态度温和，简而廉是大处着眼而又能小处着手，刚而塞是性格刚正而又能不鲁莽从事，强而义是坚强勇敢而又能诚实善良。也为早期心质分类的雏形。

（二）中医心质的发展

1. 孔子、老子和《管子》

孔子（公元前551—公元前479）继承了前代心识质的主要思想，主要运用心识质的区别来对心质加以分类，是后世对于心质分类的主要模板。孔子首先从德行方面将人分为君子和小人，并对君子和小人的特征进行了大量阐释。如："君子周而不比，小人比而不周。""君子喻于义，小人喻于利。""君子怀德，小人怀土；君子怀刑，小人怀惠。"孔子还从智能的角度将人划分为上智、下愚和中人。孔子说："唯上智与下愚不移。""中人以上，可以语上也；中人以下，不可以语上也。"最重要的，孔子从人的性格方面将人分为了狂、狷和中行三种。孔子在《论语·子路》中言："不得中行而与之，必也狂狷乎？狂者进取，狷者有所不为也。""狂"即敢说敢为，积极进取；"狷"即遇事拘谨，不敢作为；"中行"则是言行合乎中庸。在孔子看来，狂者与狷者都比较极端，都不如中行者好，中行者不过分进取，也不过分拘谨。

作为道家的代表，老子强调道与德，德其实指的是本性，即自然无为，提出"致虚守静"，讲求清静自然，减少欲望，以降低身心疾病发生的概率，其对于心灵质及心意质的论述对中医养生思想影响深远。道家另一代表著作《管子》，其《心术》上和下、《内业》和《白心》四篇，即道家的"管四篇"，继承了老子学说，并将其拓展到心质领域，其中具有代表性的思想是"欲利六情说"，也就是说《管子》中把情质分为"忧乐、喜怒、欲利"。相传《古书医言》曾记载老子的七情说：好、喜、怒、恶、忧、憎、悲，《管子》的六情说显然是老子"不可见欲"思想的延伸，也是道家对人性的深刻观察。

2. 诸子百家和性善性恶论

性善性恶为心灵质最初的表现形式，为百家争鸣的焦点之一。最具代表性的是孟子的性善论和荀子的性恶论。

孟子（公元前372—公元前289）性善理论基础是四端说，他提出："无恻隐之心，非人也；无羞恶之心，非人也；无辞让之心，非人也；无是非之心，非人也。恻隐之心，仁之端也；羞恶之心，义之端也；辞让之心，礼之端也；是非之心，智之端也。人之有是四端也，犹其有四体也。"恻隐、羞恶、辞让、是非四端是人生而有之的，而四端加以发展，便是仁义礼智等所谓善也，所以人性本善。

而荀子（约公元前313—公元前238）提出的性恶论则遵循了不同的逻辑。荀子的性乃是自然之性："不可学，不可事而在人者，谓之性。"而孟子的社会之性，荀子称之为伪："可学而能，可事而称之在人者，谓之伪。"荀子看到了性与伪的区分，并提出性恶伪善论。所以实际上，荀子的性恶论是孟子性善论的发展，而非完全对立。在此之上，荀子提倡性伪之合："性者，本始材朴也；伪者，文理隆盛也。无性则伪之无所加，无伪则性不能自美。性伪合，然后成圣人之名，一天下之功于是就也。"而具体方法则是化性起伪。显然荀子的论点比孟子的更加全面，同时也启发了后世的"三品论"和"性二元论"。

3. "五态人"与"性三品"

秦汉时期，中医学得到了空前的发展。《黄帝内经》《难经》《神农本草经》等纷纷涌现，为中医学打下了坚实的基础。其中《黄帝内经》在心质学上对三大层面都有着相当多的论述，无论是心灵质上对于禀赋、魂魄和形神关系的讨论，还是心意质上对于七情、思维方式的描述，以及成为心意质层面的九气论，抑或是心识质层面对于气质、人格的讨论，都是心质学得以发展前进的基石，更为重要的一点在于，《黄帝内经》提出的五态人和阴阳二十五人学说，是我国古代心质学最早的、最系统的人格分类，具有跨时代的意义。

以阴阳为标准的五态人出自《灵枢·通天》，将之分为太阴之人、少阴之人、太阳之人、少阳之人、阴阳和平之人。同时详细记载了五态人的心理特征、体态体征、环境、疾病与临床实践等。如太阴之人："太阴之人，贪而不仁，下齐湛湛，好内而恶出，心和而不发，不务于时，动而后之，此太阴之人也。""太阴之人，多阴而无阳，其阴血浊，其卫气涩，阴阳不和，缓筋而厚皮，不之疾泻，不能移之。""太阴之人，其状黮黮然黑色，念然下意，临临然长大，腘然未偻，此太阴之人也。"

而《灵枢·阴阳二十五人》则以五行为分类标准将人分为二十五种，具体而言，是先将人按五行分为木火土金水，然后在五行之中依其差异再分五类，则得二十五人，接着对二十五人进行简要介绍，如："木形之人，比于上角似于苍帝，其为人苍色，小头，长面大肩背直身小，手足好。有才，劳心少力多忧，劳于事，能春夏不能秋冬，感而病生。足厥阴，佗佗然，大角之人比于左足少阳，少阳之上遗遗然。左角之人比于右足少阳，少阳之下随随然。钛角之人，比于右足少阳，少阳之上推推然。判角之人比于左足少阳，少阳之下枯枯然。"

这一时期还值得重视的是董仲舒（公元前179—公元前104）的"性三品"论。他提出了"性有善质而未能为善（《春秋繁露·实性》）"的"性未善论"，而此论体现在人的分类上，便是三品论："圣人之性，不可以名性，斗筲之性，又不可以名性，名性者，中民之性。"简而言之，圣人为天生善者，斗筲为天生恶人，而中民则是未善者，可善可恶。性三品论是古代影响深远的理论，并在韩愈手中趋于完善。

4.《人物志》：伟大的专著

刘劭（约170—240）的《人物志》是古代罕见的关于类型划分和才性鉴定的专著，而且内容翔实，划分恰当，可视为心质学历史的第一本专著。他的思想涵盖了心质划分和心质测量两方面的内容。

在心灵质上，他认为"物生有形，形有神精；能知精神，则穷理尽性。（《人物志·九征》）"；而在心识质上，他提出"木骨、金筋、火气、土肌、水血"为五物。五物生出"弘毅、文理、贞固、勇敢、通微"五质。五质分别是仁义礼智信的来源，而五质恒常，乃生五常："温直而扰毅，木之德也。刚塞而弘毅，金之德也。愿恭而理敬，水之德也。宽栗而柔立，土之德也。简畅而明砭，火之德也（《人物志·九征》）。"在心意质上，则提出独特的六机论夫人之情有六机："杼其所欲则喜，不杼其所欲则恶，以自代历则恶，以谦损下之则悦，犯其所乏则媢，以恶犯媢则妒（《人物志·八观》）。"此外，对于不同人的情绪趋向，又有"六构"的学说。

在心质分类上，他给出了多种方法。如从材理角度，他提出"明有四家"：质性平淡，思心玄微，能通自然，道理之家也；质性警彻，权略机捷，能理烦速，事理之家也；质性和平，能论礼教，辨其得失，义礼之家也；质性机解，推情原意，能适其变，情理之家也。从才能角度，他提出"八能""八材"："自任之能，清节之材也……立法之能，治家之材也……计策之能，术家之材也……人事之能，智意之材也……行事之能，谲让之材也……权奇之能，伎俩之材也……司察之能，臧否之材也……威猛之能，豪杰之材也。"从性格角度，提出"十二体别"：彊毅之人、柔顺之人、雄悍之人、惧慎之人、凌楷之人、辨博之人、弘普之人、狷介之人、修动之人、沉静之人、朴露之人、韬谲之人，并分别指出其优缺点。从未来发展角度，又提出"三度""十二流业"："盖人流之业，十有二焉：有清节家，有法家，有术家，有国体，有器能，有臧否，有伎俩，有智意，有文章，有儒学，有口辨，有雄杰。"另外，他还提出了"九偏"："而有九偏之情；以性犯明，各有得失……所谓性有九偏，各从其心之所可以为理。"这是论述刚略之人、抗厉之人、坚劲之人、辨给之人、浮沉之人、浅解之人、宽恕之人、温柔之人、好奇之人九类人的性格得失。

在心质测量上。他在提出"九征"，即通过神、精、筋、骨、气、色、仪、容、言九个方面，来观察人的心质特点。而具体方法则是"八观"和"五视"："八观者，一曰观其夺救，以明间杂。二曰观其感变，以审常度。三曰观其志质，以知其名。四曰观其所由，以辨依似。五曰观其爱敬，以知通寒。六曰观其情机，以辨恕惑。七曰观其所短，以知所长。八曰观其聪明，以知所达。"五视为"居，视其所安；达，视其所举；富，视其所与；穷，视其所为；贫，视其所取。然后乃能知贤否"。其基本原则是"观其感变，以审常度"。当然，对于测量工作本身，他也有相关讨论，他列举了七种需要重点鉴别的类型，即"七似"，同时也总结了容易犯的错误，即"七谬"：一曰察誉有偏颇之缪，二曰接物有爱恶之惑，三曰度心有大小之误，四曰品质有早晚之疑，五曰变类有同体之嫌，六曰论材有申压之诡，七曰观奇有二尤之失（《人物志七谬》）。

通过这一系列理论，刘劭成为魏晋品评人物风潮的先驱，对九品中正制的建立也产生了影响，而借助《人物志》一书，刘劭几乎构建出了完整的心质学体系，虽然将其运用在人才鉴别领域，与医学实践多有不适，但对于如今中医心质学分类的科学建构无疑有重要的借鉴意义。

这一时期另一件大事则是佛教的传入发展及道教的出现，加之魏晋时的玄学风尚，使得形神关系的讨论进入了一个新的阶段。同时轮回和魂魄概念的传播和演变使得人们重新对天赋和秉性进行思考。齐梁间范缜（约450—515）的《神灭论》把形神的讨论推向最高潮，却并未阻止佛道思想进一步影响传统的心质思想，唐代之后，三教融合的特点越发明显，之后的心质学发展开始印上佛道思想的烙印。

（三）中医心质的繁荣

1. 承上启下的唐代

隋唐时期随着佛教八大宗派的正式形成，道教的上清等派系分别兴盛，中唐后儒家复兴运动开始，儒释道三家的思想家们分别在心质学不同方面做出了贡献，而中医学在这个阶段也有了长足的发展。

唐代孙思邈所著《备急千金要方》重视胎教，如《备急千金要方·妇人方上》曰："故妊娠三月，欲得观犀象猛兽，珠玉宝物，欲得见贤人君子盛德大师，观礼乐钟鼓俎豆，军旅陈设，焚烧名香，口诵诗书，古今箴诫，居处简静，割不正不食，席不正不坐，弹琴瑟，调心神，和性情，节嗜欲。庶事清净，生子皆良，长寿忠孝，仁义聪惠，无疾，斯盖文王胎教者也。"是建立良好心灵质的一大措施。

唐代韩愈（768—824）发展了性三品论，从心灵质和心意质方面阐述了自己的观点。他的观点集中在《原性》篇中，其首先将人性分为上中下三等，并由五德（仁、礼、信、义、智）以不同的方式搭配而成：上焉者之于五也，主于一而行于四；中焉者之于五也，一不少有焉，则少反焉，其于四也混；下焉者之于五也，反于一而悖于四。然后杂糅了性善性恶的传统理论：上焉者，善焉而已矣；中焉者，可导而上下也；下焉者，恶焉而已矣。以此构成了基本人性观，接着他又把三品论延伸到了心意质层面，与七情（喜、怒、哀、惧、爱、恶、欲）相配合，提出了情三品：上焉者之于七也，动而处其中；中焉者之于七也，有所甚，有所亡，然而求合其中者也；下焉者之于七也，亡与甚，直情而行者也。之后的李翱（772—841）在《复性书》中提出了"性与情不相无"和性善情恶的观点，对宋代理学家的人性学说和天理人欲说有启迪作用。

此时佛教得到了极大的发展，诸多理论的出现丰富了心质学的内涵。在心灵质方面，智者大师提出了性具善恶之说，湛然进一步发展为"无情有性"，对心灵质的认识有了突破性的进展。在心识质方面，唯识宗构建了"五位百法"的世界观；华严宗则提出"海印三昧"的方式，认为只有妄尽心澄，才能万象齐现；禅宗提出"自性悟，众生即是佛"的理论，强调反观自身，清净即是菩提。在心意质方面，三论宗提倡中道，要求人们不要执着某点，减少欲望；律宗则通过戒律严格要求自身，在心理上构成一种防非止恶的功能。

2. "性二元"和"七情论"

北宋时期理对心质影响最大的是张载（1020—1077）。他在心识质方面提出了"见闻之知"和"德性之知"的知二元论，并在此基础上提出"天地之性"和"气质之性"对立的"性二元"学说。对于天地万物的性，他分为"气性""物性"和"人性"三个层次。而人性则分为二："形而后有气质之性，善反之，则天地之性存焉。故气质之性，君子有弗性者焉。"气质之性便是人欲，而天地之性便是天理；气质之性的特点是有善有恶，人人不同，而天地之性的特点是纯然善者，人人皆有。

南宋时期陈无择（1131—1189）的七情理论为心意质的典型代表。在心质的三个层面上，由于心灵质和心识质相对稳定，而心意质易感受病邪，波动性比较大，所以古代中医在心理学的实践上多从心意质考虑。其中《七气叙论》写道："夫五脏六腑，阴阳升降，非气不生。神静则宁，情动则乱，故有喜怒忧思悲恐惊，七者不同，各随其本脏所生所伤而为病。故喜伤心，其气散；怒伤肝，其气击；忧伤肺，其气聚；思伤脾，其气结；悲伤心胞，其气急；恐伤肾，其气怯；惊伤胆，其气乱。虽七诊自殊，无逾于气。"并创出了诸如"七气汤""大七气汤"等方剂，为七情理论提供了理论实践结合的途径，成为主流认识。

3.《天方性理》：低谷中的异端

元明清时期，理学思想的限制使得心质学的发展陷入了应有的低谷之中。此时基督教和伊斯兰教文化开始对心质产生部分影响，清初回族学者刘智（约1660—1730）就是其中的代表。

刘智的思想杂糅了包括传统的程朱理学、佛教、道教、中医和外来的伊斯兰教教义及医学、西方自然科学等内容，是对三方文明融合的一次伟大尝试。他保存在《天方性理》中的心质学思想相当独特，是明清时期最重要的成果。他首先将人的心识质分为十种，即："性有十德：五为外照，五为内照。曰视、曰听、曰言、曰臭、曰触，是谓五觉，分于心而发之于表；曰忆、曰虑、曰记、曰悟、曰总觉，是谓五力，分于智而寓之于脑。"实际上是五种感知方式和五种思维形式，在此基础上，又将心意质分为十种，即："心七层，而其清有十：喜也、怒也、爱也、恶也、哀也、乐也、忧也、欲也、望也、惧也。心之十情，相合于性之十德而发者，则其品之上焉者也。此人之所以为人也。"这是心质学发展史上仅见的"十情说"；同时他也继承了情二端论的传统，认为爱恶是十情的统摄："爱恶二者，浅观之，不过七情六欲之总称。扩充之，实为出凡作圣之本领。当此出离母腹之初，其为爱为恶，未甚分明，而约略见端者，见之于天然啼笑之中。故天然之啼笑，爱恶之所以见端，气性之所先显者也。人为万物之灵，具此能爱能恶之机，迨其后扩而充之，因所爱，以力行其所当爱之事，因所恶，以力去其所当恶之事，皆此气此力为之。"可以说是刘智的情质论是古代关于心质学的总结和扩展。

（四）中医心质的近况

近现代，西方的心理学得到了空前发展，并逐渐被引入中国，但西方心理学并不完全适应中国。心质学从中吸收借鉴，对旧的理论进行了大量优化，对于心质分型有了新的方式。进入 21 世纪以来，对于如何将心质学与临床更紧密地结合，以期更好地指导临床工作和实现理论新的突破，社会有了更加紧迫的需求，实现的条件也更加成熟，需要更多的人才投入其中。而我们欣喜地看到，一批青年学者默默地承担起了这一重任，他们的努力将在不久的将来开花结果。

中医心质学的理论与分型 ▷▷▷▷

一、心质学临床理论

（一）阴阳学说与心质

《周易》把宇宙间一切事物分成阴、阳两大类。《系辞上传》曰："易有太极，是生两仪，两仪生四象，四象生八卦。"汉代思想家、哲学家董仲舒也认为："凡物必有合，而合各有阴阳。"而阴阳无限可分的特性，使得任一事物，皆可分阴阳。《黄帝内经》中也有相关的论述。《素问·阴阳应象大论》曰："阴阳者，天地之道也，万物之纲纪，变化之父母，生杀之本始，神明之府也。"阐明了阴阳是自然界的根本规律，是分析和归纳万事万物的纲领，是事物发展变化的根源，是事物产生与消亡的本原和起点，也是千变万化的各种运动现象之原动力。因此我们将心质以阴阳为基础作为划分标准，共为八型。现论述阴阳学说与心质分型及其易感疾病具体关系如下：

"阴""阳"之于心质并非只是一个作为分类用的名词。心质的概念是指人的完整生命过程中，生命产生时便拥有的禀赋悟性、后天通过教化而获得的品德修养，以及受环境所影响产生的情感情绪等多方面综合影响造成的固有特质，是人类处世行事的个性倾向与行为特征。因此，阴阳对于心质的影响，最关键的部分在于阴阳与先天禀赋的关系。

《灵枢·通天》曰："盖有太阴之人，少阴之人，太阳之人，少阳之人，阴阳和平之人。凡五人，其态不同，其筋骨气血各不等。"此篇将阴阳多少用于人的体质分类，《黄帝内经》认为这是由于人体禀赋阴阳的多少不同，从而在人的形体、生理功能倾向等方面也有差别。

先天禀赋受制于父母，《徐灵胎医书全集》认为："当其受生之时，已有定分焉。""其成形之时，已有定数。"人的先天禀赋在其成形受生的时候，就已经确定了。何谓禀赋？张景岳《类经》云："夫禀赋为胎元之本，精气之受于父母者是也。"意即人之禀赋是先天的，受于"父母未生之前"。宋代《圣济经》云："其禀赋也，体有刚柔，脉有强弱，气有多寡，血有盛衰，皆一定而不易也。"而刚柔、强弱、气之多寡、血之盛衰等，皆可由阴阳来划分，阳盛则刚强，阴盛则柔弱；阳多则气足，阴少则血衰。因此人的先天禀赋，本身便有阴阳的偏胜与不足。所以《医源》谓："降衷之初，有清浊厚薄之不同。"

许豫和《热辨》云："人禀父母之质，受天地之气以生，生而长，长而壮而老，代谢相仍，以承天运，理之常也。然天地之气有盈虚，而父母之质有强弱，得质之强而受天之虚者，所谓阴有余阳不足也；得质之弱而受天之盈者，所谓阳有余阴不足也，故人生每多偏胜之病。"因此人之禀赋受于"父母未生之前"，既受父母的体质精气影响，也与天时气候有着一定关系。《幼幼集成》提到："胎成之后，阳精之凝，尤仗阴气护养，故胎婴在腹，与母同呼吸，共安危，而母之饥饱劳逸，喜怒忧惊，食饮寒温，起居慎肆，莫不相为休戚。"胚胎既已成形，在其生长发育至出生的过程中，还受其母的情志、饮食、起居等的影响。胚胎的成形，"一月血凝，二月胚兆，三月阳神为魂，四月阴灵为魄，五月五行分五脏，六月六律定六府，以及七情开窍，八景神具，宫室罗布，气足象成，靡不有自然之序"。胎儿三四个月时，正是其魂魄初具之时，此时阳精初凝，最有赖于阴气护养，其母体若感受寒热之邪，或七情太过，则对胎儿的形成有着极大的影响。感受阳邪或因饮食劳逸、情志太过而伤阴液，则胎儿容易阳偏胜，成燥热之象；感受阴邪或因饮食劳逸，情志太过而伤阳气，则胎儿容易阴偏盛。此之阴阳偏胜，不仅影响了胎儿的先天体质，决定了胎儿成人后体质阴阳多少的状态，亦影响了其禀赋特性、心质的形成。

《圣济经·形气变成章》云："天有精，地有形，形精相感而化生万物。"天为阳，地为阴，阴阳二气相合而化生世间万物。在胚胎的形成过程中，是不断受着阴阳二气循环往复、生生不息变化推动影响的，由此才能"由胚胎而有血脉，由血脉而成形体，由形体而能动，由动而筋骨立，以致毛发生而脏腑具，谷气入胃而百神备，是乃具体未形，有常不变之时也"。正如《医源》谓："动极生静，静极复动，循环变化而五气顺布，则五行见矣。"

阳性刚，主动，向上向外；阴性柔，主静，沉淀收藏。若重阳而少阴，则禀赋好动，积极向上，且行动力强。若重阴少阳，则禀赋好静，少语善思，性情平和，且禀性宽容，居中不偏激。若多阳少阴，则先天主动、反应快，并且善于交际，但做事不易坚持，处事易浮躁。若多阴少阳，则多心思细腻，多思多虑，颇有智谋，自尊心强，不乏进取之心。

在中医理论体系中，最核心的概念当属阴阳学说。阴阳是中国古代朴素的唯物主义哲学思想，其中包含有丰富的辩证思维方式。它渗透到医学领域后，促进了中医理论体系的确立和发展，并贯穿于整个理论体系的各个方面。阴阳学说作为一种特有的思维方法论，帮助构筑了中医理论体系的基本框架。

《素问·生气通天论》谓："阴平阳秘，精神乃治。"这是阴阳失调的基本内容。如果阴阳之间对立制约关系失调，动态平衡遭到了破坏，则标志着疾病的产生，即《素问·

阴阳应象大论》所谓"阴胜则阳病，阳胜则阴病"。所谓病机，即疾病发生、发展与变化的机理。病邪作用于人体，正气奋起抗邪，正邪相争，破坏了人体阴阳的相对平衡，引起精气血津液的病变，从而产生全身或局部多种多样的病理变化。因此，尽管疾病种类繁多，但总体来说，都离不开阴阳失调这个基本病机。阴阳的偏盛偏衰，可表现为或寒或热、或虚或实的不同证候，故张介宾说："寒热者，阴阳之化也。"此即通常所说的"阳盛则热""阴盛则寒""阳虚则寒""阴虚则热"。

1. 阴偏盛

阴偏盛，即是阴盛，指机体在疾病过程中出现的一种阴气病理性偏盛，表现为机能抑制，热量耗伤过多的病理状态。因为阴阳之间相互制约，阴气亢盛则过度制约阳气、损伤阳气而致阳虚，即"阴盛则阳病"，故在阴偏盛时，常继发程度不同的阳气不足，形成实寒兼阳虚证。如滞缓质人阴盛而阳少，易由外感六淫、饮食不当、情志刺激、过逸少动等原因，导致肺、脾、肾功能失常，水液不能正常输布而凝结成痰，停聚于局部或全身。当津液盛而困脾，升清降浊之机被遏，脾胃虚弱而痰浊内生，则见发作频繁，面色无华，神疲乏力。

2. 阳偏盛

阳偏胜，即是阳盛，指机体在疾病过程中出现的一种阳气病理性偏盛，表现为机能亢奋，机体反应性增强，热量过剩的病理状态。阳气亢盛则对阴气的制约太过，损伤阴气而致阴虚，即"阳胜则阴病"。故在阳偏盛时，常继发不同程度的阴气不足，形成实热兼阴虚证。如阳刚质人属阳盛阴少，易因情志抑郁化火；或火热之邪内侵；或过食辛辣刺激食物、温补之品，久蕴化火，扰神迫血而阳盛于心、心火独亢，或阳盛化火、炼液成痰、痰火搏结，易扰乱心神。火热闭窍扰神，故狂躁谵语，神识不清。

3. 阴偏衰

阴偏衰，即是阴虚，指机体阴气不足，凉润、宁静、抑制等功能减退，出现代谢相对增快，机能虚性亢奋，产热相对增多的病理状态。其病机特点表现为阴气不足，阴不制阳，阳气相对偏盛的虚热证。因为阴阳之间还有相互资生的关系，因此阴气亏损，累及阳气生化不足，从而会在阴虚的基础上导致阳虚，形成以阴虚为主的阴阳两虚病理状态。

阴气不足，可见于五脏六腑，如肺阴、脾阴、胃阴、心阴、肝阴和肾阴，皆可发生亏虚的病变。敏感质人主要表现为肝阴虚，易由五志化火，或温热病后期，耗损肝阴；或因肾阴亏虚，水不涵木；或因湿热之邪侵犯肝经，久耗伤肝阴，肝及所系组织器官失养，虚热内生，肝阴不足，故眩晕，两目干涩，视力减退。

4. 阳偏衰

阳偏衰，即是阳虚，指机体阳气虚损，温煦、推动、兴奋等作用减退，出现机能减退或衰弱，代谢减缓，产热不足的病理状态。其病机特点表现为机体阳气不足、阳不制阴、阴气相对偏亢的虚寒证。阳气虚损、累及阴气生成不足，从而在阳虚的基础上又导致了阴虚，形成以阳虚为主阴阳两虚的病理状态。阳气不足，可发于五脏六腑，如心阳、肺阳、肝阳、脾阳、胃阳和肾阳等，皆可出现虚衰病变，但一般以肾阳虚衰最为重要。肾阳为诸阳之本，"五脏之阳气，非此不能发"，所以肾阳虚衰（命门之火不足）在阳气偏衰的病机中占有极其重要的地位。如圆融质多有命门火衰，温煦失职，性欲减退，火不暖土，气化失职的病机。

（二）藏象学说与心质

藏象学说，是研究脏腑的形态结构、生理病理及脏腑之间、脏腑与形体官窍之间关联的学说。藏象学说高度体现了中医学天人合一的整体观与取类比象的思维方式，因而藏象的内涵远远超出了西医学中脏器的概念。"藏象"二字，首见于《素问·六节藏象论》，"藏"指藏于体内的内脏，包括五脏六腑、奇恒之腑，"象"指表现于外的生理、病理现象。藏象学说受到了我国古代哲学思维的影响，精气学说、阴阳学说、五行学说三者高度融合，渗透进入了古人对于生活实践的观察之中，进而形成了独具一格的藏象学说。

藏象学说的特点在于以五脏为中心的整体观，它包含了以五脏为中心的人体的整体性及其与自然界的整体性两大方面。五脏整体观认为，五脏的生理活动与情志活动密切关联，人的精神活动本就是生理结构的外在显现，也就是说五脏的生理机能是否正常运转决定了人的心质健康与否。早在《黄帝内经》中，古人已经意识到了这一点，如《灵枢·本神》说："肝藏血，血舍魂……脾藏营，营舍意……心藏脉，脉舍神……肺藏气，气舍魄……肾藏精，精舍志。"古人系统地将神魂魄意志五神与五脏相对应，指出了五脏的生理活动主宰精神情志。这种联系表现在五脏主五志、五脏藏神两方面。人与自然界的整体性则概括了自然界对于人身的影响，如四时更替、昼夜变换对于五脏生理功能的影响，地方区域对于体质的影响等。这点应用于心质学中可以帮助我们根据节气变化等调适自己的情志。如《素问·四气调神大论》提到春季的养生方法："春三月，此谓发陈，天地俱生，万物以荣，夜卧早起，广步于庭，被发缓形，以使志生，生而勿杀，予而勿夺，赏而勿罚，此春气之应，养生之道也。逆之则伤肝，夏为寒变，奉长者少；夏三月，此谓蕃秀……使志无怒……秋三月，此谓容平……使志安宁……冬三月，此谓闭藏……使志若伏若匿，若有私意，若已有得。"

根据上文所提到的五脏与五神之间的联系，古人在《素问·宣明五气》中将五脏与五神的对应关系更加明确地提出来："心藏神，肺藏魄，肝藏魂，脾藏意，肾藏志。"神、魂、魄、意、志这几大概念高度总结了心识质包含的内容。而前文曾经提到的五脏与五志及七情的对应关系则成为心灵质的理论基础。

　　以心为例，心的功能有以下几个方面：主血脉，为生之本；藏神，为君主之官；在体合脉，其华在面，在窍为舌，在志为喜，在液为汗，通于夏季等。"心主神明"是心脏的重要生理功能，这一说法始见于《素问·灵兰秘典论》，其曰："心者，君主之官，神明出焉。"神可分为广义之神与狭义之神，心所藏之神为广义之神，包含了思想、情感、意识，乃至态度、性格和意志等重要情志因素。正如《类经·藏象类》所言："意志思虑之类皆神也。""心主神明"意味着心为神明之脏，主宰意识、思维及情志活动，因而《灵枢·本神》言明："所以任物者为之心，心有所忆谓之意，意之所存谓之志，因志而存变谓之思，因思而远慕谓之虑，因虑而处物谓之智。"这是中医学关于"心神"的一个详细阐述。任物即对外在事物的感知、记忆及对外界信息的合成与反馈。心主神明这一生理机能决定着心成为五脏中起着主导地位的脏腑，因而被称为君主之官，《灵枢·邪客》称心为"五脏六腑之大主"。也正是因为古人早就认识到了心对神明的主宰作用，汉字"心"不单指人体的脏器，还有思考、谋划、性情等含义。这也是心质学命名由来。

　　心主神明这一特性与心的生理功能息息相关。《灵枢·营卫生会》云："血者，神气也。"心主血脉，正所谓"奉心化赤"，即饮食水谷经脾胃之气的运化而为水谷之精，而后经心阳的温煦才化为红色的血液。另一方面，心气也决定着血液的运行是否顺畅。心主血脉为心主神明提供了物质基础。如心血充足方能濡养神志而使心神澄明。这就是为什么通过辨证论治可以治疗神志疾病。如心火亢盛、痰火扰心、痰迷心窍等都是临床常见的证型，采用清心泻火、涤痰开窍等治法屡获良效，也进一步验证了"心主神明"的理论价值和临床意义。

　　除此之外，肝、肺、脾、肾四脏同样与人的心质有着千丝万缕的联系。与心主神明相比，肝藏魂、肺藏魄的含义更使人难以领会。《类经》言："魂之为言，如梦寐恍惚，变幻游行之境，皆是也。"《朱子语类》曰："人之能思虑计画者，魂之为也；能记忆辨别者，魄之为也。"又曰："魄盛则耳目聪明，能记忆，老人目昏耳聩记事不得者，魄衰也……阴主藏受，故魄能记忆在内；阳主运用，故魂能发用出来。二物本不相离。"可以看出前人对于魂魄的理解并没有神秘化，而是立足在唯物论的基础上。在古人看来，思维、谋虑、计划等高级精神活动属于魂的功能，记忆、视听等简单反射是魄的作用。则肝与精神有着重要的关联，而肝主疏泄的生理功能正常也是情志顺畅的必要条件。如若肝失疏泄则可以导致肝气郁结，情志抑郁，悲伤欲哭等，抑或肝气亢逆而致疏泄太过而急躁易怒。同时肝藏血的功能也使得肝和心一样成为主管精神活动的重要脏器。

　　所谓脾藏意，肾藏志，则何为意志？《类经·藏象类》称："一念之主，心有所向，而未定者，曰意。""志为意已决而卓有所立者。"《医宗金鉴·杂病心法要诀·神之变化》云："意是心机动未形，意之所专谓之志，志之动变乃思名，以思谋远是为虑，用虑处物智因生。"《灵枢·本神》有曰："所以任物者为之心，心有所忆谓之意，意之所存谓之志，因志而存变谓之思，因思而远慕谓之虑，因虑而处物谓之智。"意可以理解为志的前期未定的、相对短暂的精神活动，志是更为坚定的长远追求，意来源于人的记忆功能，也就是心的感知能力为意的形成提供了前提条件。至于神、魂、魄、意、志与五脏的对应关系是否准确，则需要我们进一步观察研究。至少五脏对于心质的影响是确切无疑的。肝主疏泄肺主肃降，一升一降、气血回环决定了人体气机升降活动的顺畅，是情志调达的生理基础；脾是气机运转的中枢，为肝肺的升降起到了枢纽作用；肾藏精而精化气生神，积精方能全神，肾与心，精神互用密切配合。肝肺脾肾四脏共同辅佐心完成人的精神活动。以五脏为核心对心质进行辨证论治，有着丰富的理论基础，也有着远大的临床与科研前景。

脏腑病机，是指在疾病的发生、发展过程中，脏腑阴阳失调而导致其生理功能失常导致病变的机理。阳气一般由精血津液中属阳的部分化生，尤其以精血为主要化生之源，阴气则一般由精血津液中属阴的部分化生，尤其以津液为主要化生之源。其中主要包括五脏病机、六腑病机以及脏腑兼病病机。从病变的虚实证候来看，一般来说，脏腑虚证者，多属于气血阴阳的不足；脏腑实证者，多属于阴阳的偏盛或气血运行障碍。从疾病的寒热证候来看，属于脏腑寒证的病变，多为阳虚或阴盛；属于脏腑热证的病变，多为阳盛或阴虚。从脏腑病变表现来看，主要包括脏腑功能失常以及与脏腑相关的形体官窍等的病变。在这些病变中，阴阳失调是脏腑病机之纲。如心的病变，主要有心悸、心烦、胸闷、胸痛、失眠多梦、神昏、谵语以及面色、舌质、脉象等的改变，反映心主血脉、心藏神以及心开窍于舌、其华在面等方面的病证，根据其临床表现的不同，分别以心气虚、心血虚、心阴虚、心阳虚以及心阳（火）亢盛、心血瘀阻等来概括其病机及证候性质。同样，肝病辨证，多以肝气郁结、肝阳上亢、肝血不足、肝阴不足以及肝气郁结化火生风、肝阳亢盛生风、血虚生风、阴虚生风等来概括其病理性质。六腑病变以实证为多见，辨证时多以六腑气机不畅、气化失司等来说明六腑功能失常的病变性质。脏腑疾病的相互影响，也多以阴阳失调的理论来说明其相互影响关系，如心脾气血不足、脾肺气虚、心肾阴虚、肺肾阴虚、肝肾阴虚、脾肾阳虚、心肝火（阳）旺等。因此，可以说阴阳失调是脏腑病机的主要内容，也是辨证施治的主要根据。

人体气机的生长收藏四性与自然界春夏秋冬四气相对应，各气自身的正常运行及各气之间的顺利更迭，是人体机能正常的基本前提。春夏为阳，其性生长；秋冬为阴，其性收藏。阴阳互变是指夏转为秋、冬转为春，即阳变阴化、阳化阴变的两个过程。阴阳互变是包含了性质改变的过程，即"变化"。《素问·天元纪大论》云："物生谓之化，物极谓之变。"在阴阳的范畴内，此之变，即彼之化，变与化是同一过程同时进行的两个相反相成的方面，从而使气的运动如环无端。当气的运动出现异常变化，升降出入之间失去协调平衡时，概称为"气机失调"。

由于气的运动形式是多种多样的，所以气机失调也有多种表现。气机各阶段由相应脏腑所主，其阴阳互变则是由脾胃所主而起到连接作用。阳动而阴静，故阳变阴化在于阳变，阴变阳化在于阳化。阳变阴化，长极而收，是阳中之阳变为阳中之阴，其位在阳，由阳土主司其变化，阳土之气由胃所主宰。《外经微言·胃土篇》云："胃，阳土也……阳土必生于君火。君火者，心火也。"故胃功能的正常程度决定着阳变阴化的顺利程度。如滞缓质象土，中庸厚道，内应于脾，土居中央，调节气机升降，脾土又为机体气机升降之枢纽，人体内所有的生命活动均有赖于脾之升清降浊，故此类型人往往生命力旺盛、顽强。而敏感质人外感六淫、饮食劳逸或情志所伤后，最易伤脾。如《明医杂著》曰："胃司受纳，脾司运化，一纳一运，生化精气。"脾之升清降浊功能遏制，中焦枢机不利，致气机郁滞；津液的生成，有赖于脾胃的运化，津液的输布排泄也有赖于脾的散精作用。因此中焦气机郁滞，气的升降出入失去平衡，气化功能失常，易导致津液的代谢失常，从而津液在体内潴留，产生水湿痰饮。且此类人行动力弱，爱享受安逸，不爱劳作，继而影响脾胃运化，致气血乏源，亦可影响气血运行，使气血郁滞不畅。

以外张质为例，该型人表现出的性格特点与肝疏泄过度的表现有很大的相似性，故病变脏腑初步定为在肝。然而对于同一种心质病的治疗，仍需要再进一步的辨证施治。如肝胆实火与阴不制阳、肝阳上亢，二者同样可以表现出暴躁易怒，但其病机是完全不同的，前者为实证，后者为虚实夹杂。两种证型的治疗方式也是不同的。肝火内炽的病机是火热炽盛，郁而化火，气火上逆，表现为烦躁易怒、失眠多梦，甚则突发狂乱无知或昏仆。若情志郁结，且肝阳素旺可助肝火内盛，易引起狂证；若煎熬津液，结为痰热，风痰上扰，阻塞心窍则昏仆，易引起痫证；若肝火上扰心神，易引起不寐或郁证。针对这种证型，我们采取清肝泻火的治法，以龙胆泻肝汤或涤痰汤加减，再根据患者的个人特征进行具体加减。与之相对应的是，外张质患者属肝阳上亢型则采取平肝潜阳的治法，病机为肝阴亏损，阴不制阳，阳亢于上，临床表现为眩晕耳鸣，头目胀痛，面红烦躁，腰膝酸软等。若长期恼怒，气郁化火，暗耗肝阴，或肝阴久耗累及肾阴亏损，而致阴亏于下，阴虚无以制阳，肝阳上亢，可引起狂证或腰痛；若肝阴亏损，魂不守舍，可引起脏躁；若肝阳风火，上扰清窍，可引起眩晕或头痛。方药可选用天麻钩藤汤合镇肝息风汤加减。

（三）经络腧穴与心质

经络学说是对于藏象学说的补充，二者相互辉映，共同构成了精妙浩瀚的中医学理论体系。经络学说是研究人体经络系统的概念构成、循行分布、生理机能、病理变化及其与脏腑形体官窍、气血精神之间相互联系的基础理论，是中医学理论体系的重要组成部分。《灵枢·经脉》有云："经脉者，所以决死生，处百病，调虚实，不可不通。"中医心质学在对不同心质的具体治疗中同样结合了经络理论，熟悉掌握经络腧穴对于心质学的临床治疗可以起到有效的指导作用。

经络是经脉和络脉的总称，是运行气血、联络形体官窍、沟通上下内外的通路系统，是人体结构的重要组成部分。经脉是经络系统的主干，分为十二正经、十五经别和奇经八脉。十二正经与脏腑有着直接的络属关系，是气血运行的重要通道，是经络系统最重要的部分，分为手三阴经、足三阴经、手三阳经、足三阳经。十二经脉对称分布于人体的两侧，分别循行于上下肢的内外两侧，每条正经分别络属一脏或一腑，阴经阳经互为表里，有固定的交接规律与分布规律；奇经八脉是与正经相对而言的，由于其与脏腑没有直接的络属关系，分布位置也没有一定的规律，故被称为奇经。奇经八脉包括了八条经脉：督脉、任脉、冲脉、带脉、阴跷脉、阳跷脉、阴维脉、阳维脉，八条奇经共同作用，起到调节十二正经气血、加强十二经脉之间联系的作用。

在心质学的临床应用中，我们需要掌握经络的循行分布规律，经络与脏腑的对应关系，特定穴如五输穴、交会穴、原穴、下合穴等，及经络腧穴的治疗原则。

仍然以外张质为例，因其表现出种种肝火亢盛或肝阳上亢的症状，则分别采取清泻肝火、平抑肝阳的治法，首先取经，次则定穴。病位在肝，应选取足厥阴肝经及其表里经足少阳经，肝经病变会表现出头面部的症状如头痛、目赤等，因而也可酌情选取督脉穴位。风池穴为足少阳胆经与阳维脉之交会；太冲、合谷为足厥阴经及手阳明经之原穴，两者合用为经典配穴，称为"四关"，泻合谷穴能达到通过泻阳明进而泻全身偏盛之气的目的，而泻太冲则能直泻亢盛的肝阳，两穴相配，开通气血，上疏下导，使气血复归平衡，进而恢复血压。曲池为阳明经的穴位，阳明经为多气多血之经，采用毫针泻法可以清热泻火。肝阳上亢则加行间、侠溪、太溪以滋阴潜阳；肝火内炽则加期门、神门、神庭以清泻肝火。

（四）五运六气与心质

五运六气是研究天时气候的周期性变化规律以及这一变化对人生命活动产生影响的理论。这一理论认为，人体所有的生命活动均与自然界的运气气候变化息息相关。

《素问·宝命全形论》云："人禀天地之气生，四时之法成，天地合气，命之曰人。""人能应四时者，天地为之父母；人生于地，悬命于天。"《灵枢·本神》："天之在我者德也，地之在我者气也。德流气薄而生者也。"因此人是由无形的天气和有形的地气结合而成的，外在的躯壳和内在的精神就是一对阴阳，互根互用，所谓"相由心生"，心由外在之形象得以体现，两者相互影响，互为体用。

通过对《黄帝内经》《伤寒论》等早期中医经典著作的研读，可以知道中医学是以阴阳、五行、脏腑、六气等来阐述疾病病机的。阴阳五行成为中医理论体系的主线，它将大量的中医概念整合起来；而五运六气则是阴阳五行的天文学基础，是万物生长化收藏的周期规律，影响生命五行属性的形成。如《素问·五常政大论》言："岁有胎孕不育，治之不全，何气使然？岐伯曰：六气五类，有相胜制也，同者盛之，异者衰之，此天地之道，生化之常也。"又言："厥阴司天，毛虫静，羽虫育，介虫不成；少阴司天，羽虫静，介虫育，毛虫不成。"人体在妊娠时除受到母体内环境的干预外，也会受到阴阳五行的影响，打下了于内于外的双重烙印，这也是人体五行属性形成的原因之一。运气胎孕禀赋为五行人的定性研究提供了依据，在体质学上已经有了比较完整的论述，并在糖尿病、高血压等慢性病患者的大样本数据中得到了一定程度的验证，可有效地解释临床有关现象。

目前以运气学说为基础的体质分类研究主要有三种观点：①汪德云提出五运病理定位律，于 1978 年发现，在胚胎发育 6 个月以上的 210 例小儿中，发生肺系疾病的有 187 人，占有 89.04% 之高。胎历年份的天干五运盛衰（人体胎儿期病理定位率）可以指导中医临床上的病理定位，对诊断治疗有一定的提示作用。进一步研究发现四戊（指自六十甲子中，含有戊字开头的年份）年出生的 47 名成年人，其中有肺系病史的 48 人，肾系病史的 29 人，先天胎历火运太过，则体质金水（肺肾）先天虚弱，后天容易患病。虽然，中医病理脏腑定位与西医不尽相同，但仍有一定程度的重叠。②毛小妹提出先天体质的五运强弱分类法，根据出生年份天干五行的太过、不及，分为强土与弱土型、强金与弱金型、强水与弱水型、强木与弱木型、强火与弱火型十种禀赋类型，并结合当年地支司天、在泉的五行所属分析人体五脏强弱情况，从而判断五脏气化、疾病倾向。③李阳波的运气五层次重复定位法是运用出生干支推出中运、司天、在泉、主气、客气五个层次，通过对比分析层次高低、力量强弱判断发病的倾向性。

五运即五行，六气即阴阳，五行述先天形质，其用为后天流行，六气论后天气化，其用为先天形质，故天五地六相合，而六气于五行的基础上将火分君相，仍然基于木、火、土、金、水五行论理。在天有五运六气，在人有五脏六腑，也是原始的十一经脉的数理来源。故运气胎孕禀赋为个人心质的五行属性的划分提供了参考。

运气胎孕禀赋会影响生命体五行属性的形成，并进一步通过形体由表及里，影响心性、气质、性格等精神层面特质的形成。是中医心质的重要理论基础之一。

二、心质修炼的层次

中医心质的修炼有五个层次。可以根据以下标准找到自己的定位，从而提高或者完善不足之处。

（一）真我

真我的概念是荣格最早提出的，是超乎个人的我，也称为大我，在古印度称为阿特曼（Atman），在佛教中也称之为自性。真我是人内在属于存在本质的一部分，是感受到万物一体。真我存活的目的不只是为了个体的生存，还为了整体人类的发展。

通过修炼身心能够天人合一的真我，也称"无我"的境界。儒家叫圣者，道家称仙者，佛家为觉者。佛家曰见性，道家言得道，儒家称圣贤。"真我"在佛教中的释义为：真正的我。凡夫执着五蕴假合之身为我，其实那是妄我，要像佛那样具有八大自在之我，才是真我。真我类似心灵质，也是道祖老子所言的人们找到自己出生时"若婴儿之未孩"的先天纯朴状态，而也只有"复归于婴儿"才称得上找到了真我。而儒家视"格物、致知、正心、诚意、修身、齐家、治国、平天下"为本命，"正心诚意"是修身，"齐家治国平天下"也是修身，前者内修，后者外修。钱、权、感官享受都只是手段而已，最终的目的都是修身，即所谓的去追寻最好的自我，最终成为圣贤。也是找到了真我。

因此，我们综合儒释道三家之言，提炼出真我修持的三要素：①佛家的般若智慧，就是了知一切的能力，不管外境如何复杂，都能用真我了知其本质；②儒家礼法，就是非礼勿视，非礼勿听，非礼勿言，非礼勿动；③道家的无为，无为而无所不为，不是让人不作为，而是要"顺天之时，随地之性，因人之心"，不要违反"天时、地性、人心"，不能仅凭主观愿望和想象行事。

（二）超我

超我的概念来源于弗洛伊德的人格论。他认为超我是人格结构中的管制者，由完美原则支配，属于人格结构中的道德部分。其位于人格结构的最高层，是道德化的自我，由社会规范、伦理道德、价值观念内化而来，其形成是社会化的结果。

超我遵循道德原则，它有三个作用：一是抑制本我的冲动，二是对自我进行监控，三是追求完善的境界。超我以道德心的形式运作，维持个体的道德感，回避禁忌。

超我类似于前述的心识质。是指个人通过后天学习塑造的世界观、方法论，以及在此基础上的修养、品质与认知。是个人意识的监督者。

古今中外的各大宗教，以及主要思想流派，本质上，都是在用各种不同的方式教育一个人纠正错误的超我并形成正确的超我。以儒家为例，《论语》五百章，以人生之乐开始；孔曰成仁，孟曰取义，告诉人们道德远高于利益。所以进行儒释道先贤经典有选择地诵读、培养高洁志趣都是塑造、纠正一个人超我的重要方法之一。

（三）自我

自我是人格的心理组成部分，是从本我中逐渐分化出来的，位于人格结构的中间层。其作用主要是调节本我与超我之间的矛盾，它一方面调节着本我，一方面又受制于超我。

自我遵循现实原则，以合理的方式来满足本我的要求。这里，现实原则暂时中止了快乐原则。由此，个体学会区分心灵中的思想与围绕着个体的外在世界的思想。自我在自身和其环境中进行调节。弗洛伊德认为自我是人格的执行者。

自我类似心识质中的认知这一层面，是"自己"这个意识的觉醒，是自己可意识到的执行思考、判断的部分，代表理性、理智。

（四）本我

弗洛伊德认为本我是指在潜意识形态下的思想，代表思绪的原始程序——人最为原始的、属满足本能冲动的欲望，如饥饿、生气、性欲等指人基本的生理欲求。

本我是与生俱来的，是由先天的本能、欲望所组成的，包括各种生理需要。本我具有很强的原始冲动力量，是无意识、非理性、非社会化和混乱无序的。本我只遵循一个原则——享乐原则，意为追求个体的生物性需求，如食物的饱足与性欲的满足，以及避免痛苦。弗洛伊德认为，享乐原则的影响最大化是在人的婴幼儿时期，也是本我思想表现最突出的时候。

"本我"也称原我，是指原始的自己，包含生存所需的基本欲望、冲动和生命力。本我按快乐原则行事，它不理会社会道德、外在的行为规范，它唯一的要求是获得快乐，避免痛苦，本我的目标乃是求得个体的舒适，生存及繁殖，它是无意识的，不被个体所觉察。

（五）非我

非我即非我之身体与思想，而是我的身外之物，那种过于追逐外物的人们常常处于非我状态。如现代社会存在房奴、卡奴、车奴、孩奴、屏奴等人群，其实就是处于深深地为外物所奴役的心理状态，下面逐一介绍。

房奴——意思是房屋的奴隶，房奴是指城镇居民抵押贷款购房，在生命黄金时期中的 20~30 年，每年用占可支配收入的 40% 至 50% 甚至更高的比例偿还贷款本息，从而造成居民家庭生活的长期压力，影响正常消费，使得家庭生活质量下降，甚至让人感到奴役般的压抑。

卡奴——指一个人使用大量的现金卡、信用卡，但负担不出缴款金额或是以卡养卡、以债养账等方式，一直在还利息钱的人。

车奴——指那些打肿脸充胖子的家伙，明明养车很吃力还要买，弄得自己不敢吃好不敢喝好，还美其名曰提高生活质量。

孩奴——用来概括形容父母一生都在为子女打拼，为子女忙碌，为子女挣钱，而失去了自我价值体现的生活状态。孩奴指因为孩子的生育和养育成本而感到经济压力的父母。与房奴类似。孩奴的出现主要是由于不断升高的生育成本所致，受此影响，很多家庭的生育意愿降低，少生或不生孩子，丁克家庭增加。孩奴现象对宏观经济的主要影响是会加快人口老龄化速度。

屏奴——指那些因长时间使用智能手机和电脑等电子设备，从而过度面对电子屏幕的人。屏奴的出现与电子产品的普及有关，当工作和生活都离不开这些屏幕的时候，人们就成了屏奴。

这些"奴"也并非贬义，它只是一种个人选择的生活方式而已。对与错，完全由个人的内心状态决定，俗话说得好：如人饮水，冷暖自知。而深深痛苦于其中的人们，如果能够意识到问题的所在并及时进行调整，就能早日脱离苦海，回归真我、超我、自我的安宁。

（六）五者的关系

真我则是在无欲无求的境界里审视超我、自我、本我与非我，真我是全知的，但不做任何有为的干预，是人内心真正的主宰。与非我被外境所牵相对。真我是个人意识结构中的空灵者。

超我是道德化的我，它反映着儿童所生长起来的那个社会的道德要求和行为标准，与本我处在直接而尖锐的冲突中。是个人心质的完美者。

自我是有主动意识的我，它能够调节本我与超我的冲突。也可以称为个人心质的执行者。

本我是人们生来就有的本能，如食欲、性欲等，是个人心质中的享乐者。

非我包括四大假合之身体，以及世俗上一切的功、名、利、禄。非我是人们内心各种执着的总和。如果能做到心中无一物，那么不论外界有多大的诱惑也无法干扰我，亦即在心中始终无法产生非我。非我可以称作个人心质中的执着者。

换句话说："非我"代表执着；"本我"代表本能欲望；"自我"代表理性；"超我"代表道德法律；而"真我"则代表着灵性。

三、心质常见的八种类型

（一）概述

在中医心质学中，心质分型是研究的重点与核心。根据中医心质学的基础理论，将心质分成不同类型，有利于把控不同人的心质差异，从而更有效地指导临床实践。但由于个人会或多或少受到父母遗传特征、生活环境、教育经历等因素的影响，因此在实际生活和医疗实践中，只能发现一小部分人具有某种典型的心质特征，而大部分人的心质特征则不是十分典型，而结合性心质则广泛存在，不同人的多种心质结合的种类和程度也大相径庭。

心质分型我们采用先天八卦对其进行划分。因为先天八卦讨论的是先天有形之体的生成，而后天八卦讨论的却是后天五行的流通。心质主要是作为人们先天固有的特点而提出的。故以先天八卦配五行来划分心质更为恰当。

心灵质中的先天气质、心识质里的后天性格以及心意质中的情绪与志欲都可以用此八种分型来划分。

（二）八种分型

1. 阳刚质

阳刚质具有沉稳、刚毅的特点。该型人对应八卦为乾，对应五行为阳火（丙火），五行缺水。

此型人自信开朗，刚正不阿，但不善于听取意见或建议，当受到环境、精神、营养、锻炼、疾病等内外环境中诸多因素的影响，超出个人承受范围时，则易刚愎自用，专制独裁，最后可能会形成以自我为中心的自恋型人格障碍。表现为只注意自己的观点，不能面对客观事实和不接受别人的观点；人际关系以自我为中心，不能平等地待人接物，过分看重自己，蔑视别人，不能接受自己是弱者的事实；为了找回自信，他们会任意想象，为自己的失败寻找外部原因。病情进一步加重甚至会出现偏执障碍的临床症状：有迫害妄想，或恶毒地咒骂他人，或尖酸刻薄地评价他人，或自吹自擂。

2. 阴柔质

阴柔质具有温柔、内秀的特点。对应八卦为坤，对应五行属性为阴水（癸水），五行缺火。

此型人可靠温和，耐心敦厚，但缺乏主见，懦弱顺从。当受到内外环境中诸多因素的影响，超出个人承受范围时，则容易过度容忍顺从他人，无独立性，不能自己做决策，有被遗弃感和无助感。病情进一步加重甚至会出现依赖型人格障碍的临床症状：感到无助、无能和缺乏精力，不敢轻易做决定，深怕因意见不同或能力有限而被人遗弃；将自己的需缺附于他人，无法独立，过分顺从于他人的意志；要求他人安排自己的生活，容忍他人的过度干涉，当亲密关系终结时则有被毁灭和无助的体验。因为长期依赖他人做决定，故有将责任推给他人来对付逆境的倾向。

3. 内敛质

内敛质具有害羞、讷言的特点。对应八卦为兑，对应五行属阴金（辛金），五行缺木。

此型人深谋远虑，城府颇深，注重利益多于情感，具备绝佳的自我调整能力和沟通技巧，能极度适应环境。当受到环境、精神、营养、锻炼、疾病等内外环境中诸多因素的影响，超出个人承受范围时，则固执地坚持自己奇特的思维和态度，难以与人深入接触。病情进一步加重甚至会出现回避型人格障碍的临床症状，信念、言语、行为、表现怪异，与常人有明显的区别，且格格不入，难以与人建立深厚情感；有自己奇特的思维和行为方式，并固执地坚持自己的态度，却没有明显幻觉、妄想；缺乏人际交往，无法建立深厚情谊，也不愿意与社会接触，与人和社会保持疏离。

4. 外张质

外张质具有冲动、张扬、善于表达的特点。对应八卦为震，对应五行属阳木（甲木），五行缺金。

此型人行为果断，有很强的行动力，有冲劲，同时此类人性情火爆，做事粗疏、鲁莽，或时有情绪不稳定、社会适应性较差、人际关系不融洽的情况。当受到诸多因素的影响，超出个人承受范围时，则容易急躁易怒，行为难以自控。病情进一步加重甚至会出现冲动型人格障碍的临床症状。表现为鲁莽且带有攻击性，情绪高度不稳定；缺乏自制自控能力，稍有不顺便大打出手，不计后果；且判断分析能力差，容易被人挑唆怂恿，易对他人和社会表现出敌意、攻击和破坏行为。

5. 敏感质

敏感质具有多疑、凡事特别敏感的特点。对应八卦为巽，对应五行为阴木（乙木），五行缺金。

此型人乐观开朗，外向健谈，但占有欲强，自我评价过高，少有自知之明，好脱离事实地争辩，又缺乏责任感，以自身利益为重，自私任性。如受到环境、精神、疾病等诸多因素的影响，超出个人承受范围时，可能会变得敏感多疑、心胸狭隘、爱忌妒又自以为是，最后会形成以自私、敏感、多疑为主的偏执型人格障碍。表现为极度的感觉过敏，对侮辱和伤害耿耿于怀；思想行为固执死板，敏感多疑，心胸狭隘；爱忌妒，对别人获得成就或荣誉感到紧张不安，妒火中烧，不是寻衅争吵，就是在背后说风凉话，或者公开抱怨和指责别人；自以为是，自命不凡，对自己的能力估计过高，惯于把失败和责任归咎于他人，在工作和学习上往往言过其实；同时又很自卑，总是过多过高地要求别人，但从来不轻易信任别人的动机和愿望，认为别人存心不良；不能正确、客观地分析形势，有问题易从个人感情出发，主观片面性大；如果建立家庭，常怀疑自己的配偶不忠等。偏执型人格障碍的患者在家不能和睦，在外不能与朋友、同事相处融洽，严重者会影响到日常生活。

6. 滞缓质

滞缓质具有反应迟缓、马大哈、事后诸葛亮的特点。对应八卦为艮，对应五行为阳金（庚金），五行缺木。

此型人做事保守，墨守成规，行为循规蹈矩，不知变通，固执较真。如受到外界诸多因素的影响，超出个人承受范围时，则容易忧郁内向，离群索居，不愿社交。病情进一步加重甚至会出现强迫型人格临床症状。表现为被不安全感笼罩，常处于莫名其妙的紧张和焦虑状态，如门锁上后还要反复检查，担心门是否锁好，写完信后反复检查邮票是否已贴好，地址是否写对了等；思虑过多，对自己做的事没把握，总以为没达到要求，别人一怀疑，自己就感到不安；行为循规蹈矩，不知变通，对节奏明快、突然来的事情显得不知所措，很难适应，对新事物接受慢等。

7. 矛盾质

矛盾质具有对己对人遇事都觉得特别矛盾的特点。对应八卦为离，对应五行为阴火（丁火），五行缺水。

此型人温柔，遇事拿不定主意，感性、依赖感强、不对外表露思绪，且善变、易焦虑自责、精神脆弱。此类人为人顺从，易附和别人，因此一旦受了欺负也会把委屈咽下，最容易情志不遂，发为抑郁。对自己、对世界的看法常常很悲观，对曾经的爱好或感兴趣的事物丧失了兴趣和热情，生活态度消极，甚至产生自杀念头等，从而产生抑郁型人格障碍。表现为意气消沉，悲观厌世。并且由于此类人逆来顺受，很容易受到责难，日久更会由于与周围人日渐疏离而越发孤独、沉默，不愿表露心思，难以与人建立深厚情感，周围人也很难了解他们的内心世界。

8. 圆融质

圆融质具有八面玲珑、做人做事考虑周全的特点。对应八卦为坎，对应五行为阳水（壬水），五行缺火。

此型人热情包容，嗜好社交活动。但内心缺乏安全感，处事浮躁肤浅。如受到内外环境中诸多因素的影响，超出个人承受范围时，则容易表情过分夸张，歇斯底里，轻浮虚荣。病情进一步加重甚至会出现癔症型人格障碍的临床症状。表现为做作、情绪表露过分，总希望引起他人注意，自我中心，强求别人符合其需要或意志，不如意就给别人难堪或强烈不满；经常渴望表扬和同情，感情易波动；喜欢寻求刺激，过多地参加各种社交活动；需要引起别人瞩目，为了引起注意，不惜哗众取宠，危言耸听，或者在外貌和行为方面表现得过分吸引他人；情感反应强烈易变，完全按个人的情感判断好坏；说话夸大其词，掺杂幻想情节，缺乏具体的真实细节，难以核对。

（三）典型心质

典型心质，即同一个体仅倾向于具有某一种心质分型的心质状态，而其他心质分型的心质特征较此分型极不明显，则称该个体具有典型心质，如乾型人。对于个体是否具有典型心质需要通过量表得分来判断。八种心质中的圆融型可归列为土型，土型为中庸之行，没有以上偏颇特点的个体都属土型，亦正常人，也是平人。

（四）结合心质

所谓结合心质，是指个体同时具有两种及以上心质特征的心质状态。由于心质的形成因素多种多样，因而每个人在心质方面的差异也是错综复杂。形成心质的多种因素随着人生的进程而不断改变，因而心质特性必然会出现相互结合的情况。虽然大多数人是结合心质，但仍然会偏向于其中的某一种典型的心质类型。

（五）心质疾病

心质疾病，是指一个人由于其心质特征的长期存在，而出现思维、情感、行为等多方面的偏向性，最终发生的一系列生理以及心理上的不适。心质疾病除包括了现有的心理性疾病外，还包含了介于正常人与患者之间的心质异常状况，如个体自觉不适而检查无法查得异常的状态、个体某一性格特质的过度偏激状态、理解力的降低等。心质疾病的表现除了有个人心质感觉上的不适外，亦包含了个人生理上的病理化趋向性。

四、心质的影响因素

为了将"心质"各层面的影响因素尽量概括详尽，我们把"心质"分成精神层面的"心"与形体层面的"质"两个部分进行探讨，在此基础上再分别划分先天与后天两个层次。

"质"的先天层面包括天的五运六气之流转及地之水土厚薄而赋予机体的形质烙印，主要包括天象、地理、父母遗传、性别、胎孕地等。父母的遗传如母亲怀胎时喜欢吃的食物、父母的体质状况、怀胎久居地等。而"质"的后天层面则包括年龄、身高、体态、久居地、饮食、起居、劳逸等影响人体外在形态、体质表现的多个方面。

"心"的先天层面即指心灵质，主要是受天地及父母遗传的五行能量烙印的影响，表现在灵性、悟性等方面，比如个人的天赋、禀性等。后天层面主要是指心识质，是通过后天家庭与学校教育形成的在一定阶段内相对固定的心质特征，类似价值观、世界观。最后还包括相对更易受环境影响的心意质，是前两个层面交互作用产生的，主要指生活中的欲求、情绪等，如佛家所言的"四烦恼、三毒、四倒"而产生的七情，也是中医学上重要的致病因素之一。

这样，心质被分为四个有机组成部分，即"心"的先天层面，"心"的后天层面，"质"的先天层面，"质"的后天层面。这四个方面互相影响，共同构成中医心质学复杂、完整的理论体系。而通过对运气禀赋概念的引入，可以进一步在心质分型中借鉴和融入阴阳二十五人"角徵宫商羽"五音体质判定方法，进行引入五音调"心质"疗法，一方面有利于探索如何全面地用阴阳五行学说对心质分型进行解读，也利于进一步运用阴阳五行学说指导临床实践。下面就分四个层面详述心质的影响因素。

（一）先天"心"

先天"心"主要是指遗传因素的作用。一个人，作为一个整体，包括身、心两个方面（心与质两方面），与遗传因素的关系却又十分密切，尤其是一个人的体型、气质、神经活动特点、能力与性格的某些成分等都会受到遗传因素的直接影响。在"心"的先天层面上，父母的灵商、气质特征会不可避免地遗传给下一代。如在精神疾病中，精神分裂症、躁狂抑郁症和癫痫性精神病等所谓内源性精神病，遗传因素在其发病过程就有着十分重要的作用。有人对精神病人的家属进行调查研究发现，根据其亲属中血缘关系从远到近，患病率具有从少到多的趋势。

（二）后天"心"

1. 教育环境

教育因素包含家庭教育和学校教育。对个人心理发展而言，早期教育和家庭环境是影响心理健康的重要因素之一。研究表明，个体早期环境如果单调、贫乏，其心理发展将会受到阻碍，并会抑制其潜能的发展，而受到良好照顾，接受丰富刺激的个体则可能在成年后成为佼佼者。另外，儿童与父母的关系，父母的教养态度、方式，家庭的类型等也会对个体以后的心理健康产生影响。早期与父母建立和保持良好关系，得到充分父母爱，受到支持、鼓励的儿童，容易获得安全感和信任感，并对成年后的人格良好发展、人际交往、社会适应等方面有着积极的促进作用。

家庭是家人间相互交流、联系的气氛，是家庭成员身体疾病发生、发展的重要场所，拥有良好的家庭环境对患者的健康状况影响重大。家庭中的亲密度指家人相互承诺、帮助彼此、支持彼此、信任彼此的程度；情感表达是指家人间公开直接表达自身情感的程度；独立性指家人在家庭中可获得的自尊心、自信心及自主的程度；娱乐性指家庭成员共同参与社交活动、娱乐活动的程度。研究证实，家人的支持可很大程度地提高患者的自尊、自信心。许多常见的慢性病，治疗往往需要家庭长期的经济支持，经济状况不理想会加重患者心理压力，导致其心理状态较差，而此时家人的支持便可防止其走向极端。不良的家庭环境亦会造成患者自身心理状况失调，产生心理问题。特别是对巽、兑、离型人来说，微小的家庭琐事即可导致患者出现情绪不稳、多疑、易怒、敏感等，甚至诱发疾病。

2. 情志欲求

情志活动的异常会对脏腑功能产生影响从而引发疾病，且脏腑功能异常也能影响情志。《素问·举痛论》中有"九气为病"论："怒则气上，喜则气缓，悲则气消，恐则气下，寒则气收，炅则气泄，惊则气乱，劳则气耗，思则气结。"《灵枢·百病始生》曰："怒伤肝""喜伤心""思伤脾""忧伤肺""恐伤肾"。对此当前许多学者也做了不少研究工作。如对"怒伤肝"的理论，有人用电刺激豚鼠，结果发现激怒豚鼠的胆汁排出明显减少。此外还有实验证实，情绪紧张可以影响自主神经功能，引起肝脏血管收缩，减少血流量，继而影响肝细胞的正常分泌功能，即"肝郁气滞"。如失望、悲伤的情绪，作用于大脑海马状突起部分，能刺激人体的垂体－肾上腺－皮质网络，引起皮质醇类等多种调节人体新陈代谢所必需的激素分泌，如果这种超量分泌频繁或持续时间过长，免疫能力就会下降，从而发生疾病。心质乃先天而成，赖后天影响、完善，人之心质各有不同，七情九气加之，则症亦不同矣。比如同为发怒，震型人可烦躁、口苦咽干，巽型人则闷闷不乐、咽中如有异物。

另外，正常的欲望得不到满足也会引发心理疾病。如做事情急于求成，如果成功不了，就会用一种消极的态度取得一些心理平衡。这在心理学上叫作欲求不满。再有就是想要做的事情不能做，想要得到的东西得不到，这种自己的欲望不能被满足时，便会体会到一种强烈的紧张、不快和厌烦的感觉。

（三）先天"质"

1. 先天环境

先天环境即指母体自身及在妊娠期间可通过母体间接影响胎儿的外在环境，包括母体禀赋、地理居住环境、胎孕时期五运六气环境等。胎儿由父母之精血和合孕育，其禀赋强弱有赖于父母肾精、肾气的充盈与否，其中尤与母体禀赋厚薄关联最为密切。而此外的其他母体环境因素亦起到重要的影响作用。《素问·五常政大论》曰："岁有胎孕不育，治之不全，何气使然？岐伯曰：六气五类，有相胜制也，同者盛之，异者衰之，此天地之道，生化之常也。"总结了在胎孕期，五运六气对胎儿发育的直接影响抑或是五运六气对母体的影响间接造成的对胎儿发育的影响。通过"同者盛之，异者衰之"的方式决定胎孕的发育或停育。《素问·奇病论》指出："人生而有病巅疾者，病名曰何？安所得之？岐伯曰：病名为胎病。此得之在母腹中时，其母有所大惊，气上而不下，精气并居，故令子发为巅疾也。"巅疾，即癫痫。言因孕妇在妊娠期受到过度的精神刺激，大惊卒恐，以致气机不畅，影响胎儿，发为癫痫。由此可以看出母体在怀胎期间的情绪可以影响胎儿后天的发病趋势。母亲怀胎时喜好的食物会影响婴儿的体质。如母亲在怀胎期间食用过量的辛辣与煎炸食品，会加重体内的湿热，而致使宝贝湿疹。

2. 个体特征

个体特征主要是指性别，在出生前性别就已经确定，所以归属先天"质"的范畴。毋庸置疑，男女在生理、心理方面的差异是巨大的。而出生时的体重也是重要的影响因素，往往决定先天的精血是否充足。

男子为阳刚之体，阴弱而阳旺，脏腑功能较强，代谢旺盛，肺活量大，在血压、基础代谢、能量消耗等方面均高于女性，所以男性容易患阳证、热证，如高血压、心脏病、秃发等，病情反应也较女性激烈。女子为阴柔之体，阴盛而阳弱，脏腑功能较弱，女子免疫功能与男子比较是较强的，基础代谢率较低。因此，虽然女子体质较弱，但寿命较长。男性平和体质、痰湿体质、湿热体质明显多于女性；女性血瘀体质、阳虚体质、气郁体质、阴虚体质明显多于男性。男性体质养生要重视养肾护阳，女性体质养生要重视补气养血。

（四）后天"质"

1. 生活习惯

目前，生活方式致病占到慢性病致病因素的37.3%。许多所谓"现代病""文明病"大都由不良生活方式引起。据世界卫生组织报告，全球人类死因中因不良生活方式所引起的疾病占60%，其中发达国家高达70%~80%，发展中国家也达到50%~60%。在我国已公布的前三位死因分析中发现，在心血管疾病中不良生活方式与生物因素的比例为45.7%：29.0%；脑血管疾病为43.3%：36.0%；恶性肿瘤为43.6%：45.9%。这三类疾病占全部死因的67.6%。换句话说，目前有2/3的人死于与不良生活方式有关的疾病。由此可见不良生活方式对疾病的发生、发展产生的重大影响。

（1）过度竞争型：以乾、震型人多见。随着社会的转型，社会竞争加剧，生活压力加大，人们的生活节奏明显加快，生活规律被打破，生物钟被打乱，长期处于一种紧张状态，缺乏体育锻炼，致使身体内部环境不断恶化，出现易疲乏、失眠、脱发、易怒、食欲差、性功能下降等疾病前驱状态，不加干预则会进一步则会发展为心、脑血管病以及其他方面严重的疾病。

（2）过度安逸型：以坤、艮型多见。随着社会经济的发展，人们开始进入小康社会或富裕社会，在生活方式上追求安逸。脾主四肢肌肉，心主血脉，肝主筋脉，肾主骨，四体不勤，饮食不节，久则脾气失运，心脉失养，脏腑衰退，愈发肢疲惫懒，形成恶性循环，致精神萎靡，呵欠不断，情绪低落，喜躺思睡，不求上进，甚周身不适、疼痛、心悸、胸闷气促、记忆减退、免疫低下，进一步则会导致肥胖、脂肪肝、高血压病、心脏病、脑血管病、糖尿病等疾病。

（3）过度纵欲型：以震型多见。这种生活方式的生活观念是及时行乐，主要表现在娱乐方式上，追求新奇、刺激。如有的人患上互联网成瘾综合征不能自拔；有的追求所谓的刺激、消遣，从而染上了赌博的恶习，越赌越上瘾。有的倒在网吧里再也没有起来；有的为了弄到赌资丧失人伦，杀人越货。这类人过于放纵自己的行为，不仅对个人造成生理上的伤害，甚至威胁到生命安全。这类无约束、无节制的生活方式易出现精力不足、身体倦怠、消化功能差、难以控制自己情绪、没有上进心、消极地对待工作和生活、厌恶社交甚至自闭等不良前驱状态，若不加以控制将会直接导致过劳死、猝死。是最为危险的不良生活方式。

2. 后天环境

（1）成长环境：以往研究发现，农村学生由于经济贫困，物质生活和精神文化生活相对贫乏，上大学后面对经济条件优越的其他学生，不免会产生自卑感；而强烈的自尊心又使他们羞于开口求助，导致人际关系不良、焦虑、抑郁等心理问题的产生，使其心理健康水平显著低于城市学生。来自大城市和中小城市的大学生则更为外向、灵活。

但近几年，随着我国教育的总体发展，农村的经济水平不断提高，教育保障也更加完善，农村学生可以享受到更多的教育资源，相对减轻了他们的经济和心理负担，使他们的心理健康水平和城市学生更加接近。由此可以初步推论，不同成长环境，特别是经济、生活、教育环境的差异，会影响心质及疾病发展的形成。如兑型人生长在单亲家庭条件下，就比其他类型的人更容易生出自卑心理。

（2）生活环境：随着科技的进步，社会的发展，我们生活的环境在日益发生着变化，也越来越多的影响着我们的健康。城市空气污染，对健康的影响主要表现在对呼吸系统、免疫系统等的损害，甚至导致心血管系统疾病的发生，同时也是引起哮喘的主要因素。

①环境噪声污染是指环境中噪声强度超过了人们所能接受的程度。与化学污染物不一样，虽然噪声污染范围广泛，但噪声源停止后会随之消失，无残留、无蓄积。反复、长时间、超负荷的噪声刺激可引起人体中枢神经系统损害，表现为条件反射异常、脑血管功能紊乱，脑电位发生变化以及出现头痛、头晕、耳鸣等神经衰弱症候群。累及心血管系统表现为心跳加速、心律不齐、血压升高、心排血量减少而使心肌缺血、缺氧，严重者可导致心肌梗死。影响到内分泌生殖系统可引起性周期紊乱、受精迟缓，并可引起染色体突变而致畸。另外长时间生活于噪声环境中可使听力下降，甚至导致耳聋。

②光污染是指过量的光辐射对人类生活和生产环境造成不良影响的现象，主要指可见光污染，又称噪光。以往多见的可见光污染主要来自眩光，如汽车前光灯等。目前由于城市中高楼建筑大量使用玻璃幕墙而使市区内到处充斥着炫目的噪光。置身噪光环境，人的心理和情绪或多或少会受到影响。光污染的另外一种形式是视觉污染，指城市环境中杂乱的视觉环境，如杂乱的电线、电话线、垃圾废物、杂乱无序的货摊以及五颜六色广告招贴。视觉污染可使人情绪低落、心情烦闷，从而影响身心健康。

3. 身体状态

身体状态简称为体态，包括后天形成的、在一定时间段内相对固定的身高、体重以及习惯的各种姿势的总和。《灵枢·逆顺肥瘦》将人分为肥人、瘦人、肥瘦适中人三类。《灵枢·卫气失常》又将肥人分为膏型、脂型、肉型三种，并对每一类型人生理上的差别，气血多少、体质强弱皆做了比较细致的描述。

4. 饮食起居

饮食会对体质产生很大的影响。如常食寒凉性质的食物易形成阳虚体质、痰湿体质，包括多种瓜果、凉拌菜、青菜等食物。常食高热量的食物易形成湿热体质或阴虚体质、血瘀体质，如牛羊肉、辣椒、韭菜、生姜、大葱、大蒜、大枣、白酒等。《素问·五脏生成》记载：多食咸则脉凝泣而易变色，多食苦则皮枯槁而毛脱，多食辛则筋急而爪干枯，多食酸，则肉胝䐢而唇揭，多食甘则骨痛而发堕落等，认为诸证是"五味之所伤"而导致。这些论述从整体观出发，阐明了饮食五味偏嗜对人体的作用不仅是一脏一腑，而是对人体整体的综合影响。即咸味的东西吃多了，会使流动在血脉中的血瘀滞，甚至改变颜色；苦味的东西吃多了，可使皮肤枯槁、毛发脱落；辛辣味的食品吃多了，会引起筋脉拘挛、爪甲干枯不荣；酸的东西吃多了，会使肌肉失去光泽、变粗变硬，甚至口唇翻起；甜味食品吃多了，能使骨骼疼痛、头发脱落。因此，饮食对体质的影响不仅是存在的，而且是非常明显可见的。

生活起居包括劳逸、作息安排、房事等日常生活和工作情况。适度的劳作或体育锻炼，可以强壮筋骨肌肉、通利关节、畅通气机、调和气血阴阳、增强脏腑的功能；适当的休息，有利于消除疲劳、恢复体力和脑力、维持人体正常的生理功能。劳逸适度，能促进人体的心身健康，维护和增强体质；而过度的劳累和安逸，则对人体的体质有不良的影响。如长期劳作过度，易损伤筋骨肌肉，消耗气血阴阳，致使脏腑精气不足、功能减退，多形成虚性体质。《黄帝内经》曰："劳则气耗……劳则喘息汗出，外内皆越。"又说："久立伤骨，久行伤筋。"而过度的安逸，长期养尊处优，四体不勤，易使人气血不畅，脾胃功能减退，可形成气血瘀滞型体质，或形成虚性体质。正如《黄帝内经》所述："久卧伤气。""血食之君，身体柔脆，肌肉软弱。"

5. 年龄阶段

俗话说："一岁年纪，一岁人。"说明人体的结构、功能与代谢的变化同年龄有关，从而形成体质的差异。《灵枢·营卫生会》指出："老壮不同气。"即是说年龄不同对体质有一定影响。中医对不同年龄的病机有一个共同的认识，那就是：青年多热，中年多瘀，老年多虚。这就告诉我们年龄段差异是导致体质变化的一个重要因素。

我们虽然依据心质的四个层面来研究影响因素。这是分析的视角。但若采用综合的视角看，由于身心统一，这四个层面又是相互影响的，是不可能截然分开的。比如，饮食虽然影响人的体质之寒热燥湿，又何尝不会通过生理影响到心理呢？佛家、道家禁忌的五荤三厌，其中五荤（葱、蒜、韭、薤、兴蕖），认为五荤乃天地不正之气所生，食之易伤五脏元气（葱伤肾、韭伤肝、薤伤脾、蒜伤心、兴蕖伤肺），这五种食物，不仅会让人产生燥热体质，还会让人产生易怒、烦乱的情绪。

因此在情志因素、环境因素等各个因素的影响下会造成各种躯体、心理、社交等方面主观感觉上的不适或能力的减退等。心质学研究认为人的心质素质（包括先后天及生理心理）是许多身心疾病及躯体疾病的发病基础，既作为发病基础，又可改变某些疾病过程。社会心理刺激引起的心理反应及大脑功能的改变，通过自主神经、内分泌、神经递质、免疫等系统的功能活动使某器官或组织发生功能状态或形态结构的改变而形成心身疾病，而疾病本身又可作为新的刺激通过上述途径加重病情。

中医心质学的临床治疗 ▷▷▷▷

一、心质治法

（一）治法概论

中医心质学治法的概念包括两个方面，一是针对不同心质类型人群的正常波动、异常状态和疾病阶段进行特异性治疗的方法。包括来自古代中医宝库的中医药、针灸、推拿、祝由等方法，来源自我国传统文化的音乐疗法、禅定疗法、真言及心法等，以及古今融汇、中西结合而来的行为疗法、情景疗法等，也包罗了近年来新兴的芳香疗法、泥灸疗法、中医瑜伽等。二是对于不同层次心质的整体状态进行的综合调节，是对以上诸多治法的一种成体系的综合，着眼点已经不仅仅在对异常状态的纠偏，还深入到心质尤其是心灵质的修养和提升之上，近年来出现了很多理论，其中又以李良松教授提出的"九疗七修"尤为完整具体，既以儒释道为代表的古代传统文化为亮点，又契合临床实践，成为心质学整体治法的代表理论。

"九疗七修"涵盖了心质学心灵质、心识质、心意质三个层次的内容。其中，七修包括德明修、素明修、内明修、艺明修、花明修、诗明修、香明修。主要通过修道养性、饮食守法、潜心内守、勤修六艺、品味花草、诵习真言、名香悟道等方法调整内心，使心境更加充实且稳定，从而修养心灵质。心灵质为心质的第一层含义，不是方药、针灸、推拿等中医特色疗法所能改善的，故七修不仅可以沉修炼气质、升华灵性、提高悟性、调养心灵质，还能为心识质的提升和心意质的稳定提供基础。九疗包括医药疗法、禅定疗法、心法疗法、饮食疗法、真言疗法、针灸疗法、礼乐疗法、瑜伽疗法、情境疗法。其中禅定疗法、真言疗法和心法疗法可以通过诵经修行、坐禅入定、燮理心灵，以肃清繁杂，纯净心灵，稳定心境。情境疗法、礼乐疗法和饮食疗法可以通过移情别念、音乐养心、饮食调理，从而陶冶情操，修身养性，养生护体。以上六者主要针对心识质的提高。医药疗法、针灸疗法、瑜伽疗法可以通过处方用药、五针并用、练习瑜伽，从而调养身心，稳固本我，稳定心意质。通过九疗七修的综合调养，不同心质类型的人均可从中获得心质的稳定和提高。

以下就三个层次的心质治法分别进行具体的介绍。

1. 三层次治法

（1）心灵质治法

1）禅定：禅，为梵语音译；定，为汉语意译。禅与定皆是让心专注于一物，进而无物所想，使精神达到凝聚不散乱的状态。从历史上看，禅定是佛教一种普遍而富有特色的修行方法，它的目的是净化心灵、锻炼智慧。禅宗的修行重视直观自悟，不执着于教视、禅理，它不但能满足个人精神需求，更强调人与人之间的温情、填补人心灵上的空虚感。心理学家们逐渐意识到禅具有满足精神需求、缓和精神压力的功效。而心质学所借用的禅定方法，则取其行为方法、丰富内涵和良好效果，舍其神秘感和仪式性，通过方便、舒适、老少皆宜的方式，来适应这个自我学习、自我发展、自我保健治疗热潮兴起的时代。

2）艺修：即艺术修养。艺术修养是指一个人的艺术知识和技能的状况和水平。可以使人们气质高雅。任何人的艺术修养都不是先天的，都是需要在艺术创作或艺术欣赏的实践中逐步锻炼和培养的。首先要多读、多听、多看，多接触各种艺术形式和艺术流派。只有在博览的基础上，才有可能辨别真伪优劣，培养出较高的艺术鉴赏能力。各种艺术形式之间都存在有机的联系，对各种艺术形式培养起一定的兴趣，会有助于艺术修养的提高。各种艺术流派之间也是有内在联系的，只有广泛通晓各种艺术流派，才可能有比较有鉴别，才可能采各家之精华，培养起高尚的艺术情趣。提高艺术修养对于心质稳定起着充实和巩固的作用。提高艺术修养的原则和基本方法包括：①要树立正确的世界观。世界观同人们的整个精神世界——心理状态、道德观、艺术趣味、审美能力等紧密地联系在一起，如果没有正确的观念作指导，欣赏者就不可能领会艺术作品的艺术美，也不可能接受艺术作品所表达的思想倾向。②要培养自己的审美趣味，扩大自己的欣赏视野，从而提高艺术修养水平。要想欣赏音乐，需要有会听音乐的耳朵；要想判别形态的美，就需要有锐利敏感的眼睛；要想接触古今中外一切优秀的文艺作品，就需要阅读他们、欣赏他们，借以锻炼自己的形象思维能力。只有这样，才能提高审美趣味，加强审美感受，从而有益于身心健康。③要提高鉴赏能力，正确引导自身的审美趣味，还需要那些具有某种专长的人在欣赏方面给以指导、帮助。往往专家的意见可以影响甚至改变自身的兴趣和观点。对艺术作品进行具体的分析、讲解，有助于人们加深对作品的认识、理解和感受。④深刻认识现实社会生活。艺术具有认识价值，一部优秀的艺术作品能深刻而典型地反映社会历史，能成功地再现生活。提高艺术修养，有助于全面的欣赏艺术作品，深刻地认识作品的社会意义，能更全面地理解社会、人生和现实生活，从而增强历史责任感。⑤增加生活情趣，得到更多的艺术享受。艺术具有享受和娱乐的价值。注意艺术修养，可以丰富自己的精神生活，得到更多的更高尚的艺术享受，从而增强对生活的感情。这样，在群体中的形象也将更加丰满、更富有人情味，更能够和群体融合在一起。⑥更好地吸收人类文化的一切精华，吸取一切进步的思想营养。任何一部艺术作品都反映了作者一定的思想感情和生活信念。注意艺术修养，可以更深刻地体会一部优秀艺术作品进步的思想倾向，从中汲取向上的力量。艺术作品是通过人物形象来感染读者和观众的，因而对思想的熏陶作用也是更富有效果的。⑦培养道德情操。艺术具有道德的价值。一部优秀艺术作品中的艺术形象，对自己道德观念和人生选择方面会有重大影响。注重艺术修养，可以通过进步的艺术形象，吸收进步的道德观念，逐步培养道德情操。

3）花修：指通过植花赏花来修养心性，就心质学的疗法而论，也包括以赏花、插画为代表的其他愉悦身心的业余活动。自古以来，文人墨客咏花大多托物言志，以花喻人，养花者，寄志在花，修身养性；赏花者，见心于花，陶冶情操。花中所见不仅是芳华，更是气节。论及插花，中国的插花艺术起源于六朝时代，是我国重要的古典艺术之一，人们甚至把农历二月十五日定为"花朝"，即百花生日，这个日子一度成为春节之外的第二大节日。到了唐宋时代，插花与"焚香""点茶""挂画"同称"四艺"，成为当时人们最普遍、最基本的生活素养。在现代社会，赏花插花的作用亦可体现在以下几点中：①陶冶性情：赏花与插花是很好的修身养性之道，讲究心平气和，神态专注，举止文明、优雅，只有用"心"与花对话才会得到心质的升华。②提高人们的精神文化素质和艺术修养：花是无声的诗、是无言的画，不断提高精神文化素养，才能在插花时获得更多、更好的创作灵感。在赏花时读懂更多的花语情怀，这也无形中有助于心灵质的升华或是治疗。③美化环境，增加情趣：花艺可美化环境，有花布置的空间往往令人心旷神怡。在充满花的环境中，人们更容易平静、思考。④增加友谊，改善人际关系："花"是传递和平、美好、友谊的使者。花的赠送可增进友谊，加深情感表达敬意等。

4）香修：是指通过焚香、品香等方式来修身养性。香有十德：感格鬼神，清静身心，能除污秽，能觉睡眠，静中成友，尘里偷闲，多而不厌，寡而为足，久藏不朽，常用无碍。修身养性的最高次第便是识香性、闻香味、观香型、听香音，经由香的熏染、香烟缭绕将灵魂导入高远，让心升入空灵，从而进入物我两忘的境界。

5）乐修：圣人作乐制礼，以乐为教。礼可修身兴国。孔子曰："兴于诗，立于礼，成于乐。"《吕氏春秋·仲夏纪·古乐篇》中记载："昔古之治天下也，多风而阴气蓄积，万物散解，果实不成，故士达作为五弦瑟，以来阴气，以定群生。"《礼记·乐记》（战国公孙尼子著）中曰："宫为君，商为臣，角为民，徵为事，羽为物。"五音象征五行，五行乃物质基础、万物之宗，"宫乱则荒，其君骄；商乱则陂，其官坏；角乱则忧，其民怨；徵乱则哀，其事勤；羽乱则危，其财匮"。万物应当各司其职，缺一不可，否则"五者皆乱，迭相陵，谓之慢。如此则国之灭亡无日矣"。既然音乐能关系到国家的存亡，那么就要非常重视音乐的教化作用。提倡礼乐治国，用礼来区分等级，用乐来调和人与人之间的关系，以达到君臣和敬、长幼、父子兄弟和亲的整个社会完全谐和的目的。同时"音乐可以驱赶魔鬼，愉悦身心，健康体魄。融音乐治疗与音乐修身养性为一体，尊《黄帝内经》"五音疗疾"之说。《史记》云："故音乐者所以动荡血脉，通流神经而和正心也。"因五行（金、木、水、火、土）生五声（角、徵、宫、商、羽）；五脏（肝、心、脾、肺、肾）生五志（怒、喜、思、忧、恐），五行五音相呼应，五脏、五志相关连，故以五音疗五脏五志之伤病、修情志之境界，可达心平气和。

科学家认为当代音乐疗法确有效用，当人处在优美悦耳的音乐环境之中时，可以改善神经系统、心血管系统、内分泌系统和消化系统的功能，促使人体分泌一种有利于身体健康的活性物质，可以调节体内血管的流量和神经传导。另一方面，音乐声波的频率和声压会引起心理上的反应。良性的音乐能提高大脑皮层的兴奋性，可以改善人们的情绪，激发人们的感情，振奋人们的精神。同时有助于消除心理、社会因素所造成的紧张、焦虑、忧郁、恐怖等不良心理状态，提高应激能力。

（2）心识质治法

1）德修：顾名思义，乃是道德的修养。之所以将道德摆在首要的位置，是因为心灵学概念尤其强调人的德行健康的重要性。自古以来，就把个人道德作为评判人心理状态的指标，魏晋时刘劭的《人物志》即是明证。1990 年 WHO 对健康的阐述中，道德的健康与躯体健康、心理健康、社会适应良好并列，成为四个有机的组成方面。所谓道德健康的内容是指不能损坏他人的利益来满足自己的需要，能按照社会认可的行为道德来约束自己及支配自己的思维和行动，具有辨别真伪、善恶、荣辱的是非观念和能力。据测定，违背社会道德往往导致心情紧张、恐惧等不良心理，很容易发生神经中枢、内分泌系统等失调，免疫系统的防御能力也会下降。医学家研究发现，贪污受贿的人容易患癌症、脑出血、心脏病和精神过敏症；而为人正直、心地善良和淡泊、坦荡的品质，则能使人保持平衡，有助于身体健康。

而就心质学本身而言，因其广泛汲取了中国传统文化的精髓，因此在注重普世道德修养的同时，又特别强调从儒释道等多种优秀的文化遗产中借鉴和学习对社会有益、对自身有用的道德观念，以适应在纷纭变幻的社会发展和经济关系中不断演进的道德理念。心质学并非意在拾旧返祖，也无意去蛮横地纠正不同个体所选择的合适的道德体系，而是根据不同心质类型的人群所面临的道德困境，适当地给予借鉴和参考。

很显然，只是理论上的学习，德修终究无法落在实处。只有到社会中去，尽力实践和彰显应有的道德意识，才能将德修真真正正地进行下去。因此，德修与其说是一种治法，不如说是一种提倡，是一种之于道德理想与社会现实的弥合。

2）素修：原意是指中土佛教所秉持的茹素的戒律，包括不食五荤和不食荤肉。抛去其宗教信仰意义和规范意义不谈，心质学所讲的素修主要看中它尊重生命、敬畏生命和控制欲望的内涵。同时，生活简单朴素，也归属于素修的范畴。

3）内修：是指个人内心品质、精神境界的修养，同时也涵盖了表现于外的气质、知识等方面。适合的内修会使不同人群的心灵更加强大坚韧，整体心质也会稳定协调。传统文化对内修有丰富多样的总结记述，相关内容可参考前述儒释道心质学的内容，这里仅介绍几种实用易行的方法。

①内省法：也就是自我观察、自我梳理、自我反思。《论语·学而》记载曾子："吾日三省吾身：为人谋而不忠乎？与朋友交而不信乎？传不习乎？"这便是一种对于行为准则，伦理道德的反思，此后数千年的儒学皆重反省。佛教中所说"忏悔法"，最初也是对于戒律的悔过之意。中医学则从另一方面阐释内省。《黄帝内经》强调"精神内守""恬惔虚无"。此处内省法即通过静坐静卧、导引吐纳等外在方法，静心调神，独立守神，使真气自然从之，病气衰败，最终达到心质上阴平阳秘的状态。结合调整呼吸，进而达到调身的目的。如《素问遗篇·刺法论》记载了一种导引的具体方法："肾有久病者，可以寅时面向南，净神不乱思，闭气不息七遍，以引颈咽气顺之，如咽甚硬物，如此七遍后，饵舌下津令无数。"其要点在于调神、调息、调身，摒除杂念，澄心定志，从而调整、协调和改善心身机能状态，这样可治疗和预防心身病证。此法各心质类型人均适用，应根据具体特点选用不同的形式。

②慎独法：慎独语出《礼记·大学》："此谓诚于中，形于外，故君子必慎其独也。"历代对于慎独有很多解释和争论。心质学所采用的是就是持守或牢固地保持自我的道德本性和本心。从功夫论说，"慎独"就是面对自我的身心如何"以心治身"；面对外部世界，如何不被外物所左右而保持道德自觉。从消极的角度说，"慎独"是一个防止和约束"自我非道德性"萌生和出现的过程；从积极的角度说，"慎独"则是一个保持和守护"自我"道德本性的过程。

③阅读法：阅读是增长智慧的最佳途径之一。适合的书目、良好的阅读环境和恰当的阅读时间，既可以平复和消遣近期的不良情绪，又有利于性格和心理状态的培养，并且对于开发天赋灵感、启迪智慧、荡涤灵魂也大有裨益。不同心质类型的人群，就正反两面都应选取不同种类和特点的书籍尝试阅读。就培育心质、发挥个性而言，各型人均可选用感兴趣的书籍，比如阳刚质可以诵读边塞诗，而阴柔质则应阅读《花间集》《漱玉词》等。就改善心质不良状态、取治疗意义而言，则应选取气质相异，甚至相反的书目。比如矛盾质可选择一些畅快流利的作品，比如杜牧、黄庭坚的诗，辛弃疾的词作等，而圆融质可适当阅读稍显艰涩清幽的作品，比如孟郊、贾岛等人的诗，以及姜夔、吴文英的词作等。

阅读法中有一种非常简便的方法供大家选择。叫作心质美文健康疗法，观后立竿见影；长期坚持，就不会得心质疾病。心质疾病（自杀、抑郁等心理疾病）除可用药物治疗外，用心质美文健康疗法调理是一个里程碑式的重要组成部分。

心质美文健康疗法，就是"充满知识与感情的话语"疗法，柔软、温暖，充满正能量。心质美文健康疗法是一种安慰剂，可以怡情，作阅读快餐；亦可移情，挫折、抑郁时，疗效直逼"打鸡血"。这也是心质美文健康疗法有立竿见影之效的原因。此外，人不只胃肠有饥渴感，心灵也要给养，于是就有了心质美文药师禅健康疗法。心质美文健康疗法可以护养心灵，是一种对心灵有帮助的东西，是治疗心质疾病的话疗良药！

心语：大脑活动会影响身体机能，这一点已经无可置疑了。面对心质疾病，积极培养正面情绪可以增强免疫力，抵抗抑郁。研究表明，秉持"心质美文健康疗法"，乐观向上，减少抑郁情绪，改善改善健康危机，特别是改善体重和血糖水平等健康好处之间，存在着无可争辩的联系。

世尊释迦牟尼佛曾言："正法时期，持戒成就；像法时期，禅定成就；末法时期，智慧成就。"结束语：心质美文健康疗法是把复杂的心质疾病治疗简单的话疗直逼"打鸡血"，患者立竿见影，离苦得乐。《易经》说这叫"智慧"，世尊释迦牟尼佛说这叫智慧成就，心质美文健康疗法即是这种理念下诞生的！

4）正念：正念思想是近年来兴起的又一种与禅定互相补充却另有特色，被心质学采纳并扩充的特色治疗思想，它满足了心质学治疗进一步发展与变革的需求。

佛经中的正念有心灵丰满、充实、冥想的含义。正念定义为：一种觉知力，是通过有目的地将注意力集中于当下，不加评判地觉知一个又一个瞬间所呈现的体验而涌现出的一种绝智力，而且注意到在这种觉知力的练习过程中对身心所起到的减压放松作用。他认为，正念的思想核心在于两点：一是将注意力集中于当下；二是对当下所呈现的所有观念均不作评价，即培养一种此时此地的觉知力，并保持一个开放和接纳的态度。非评判是指不埋怨自己、环境和他人，这是充分意识到当下经验的必要条件。

正念的含义与我们常说的"活在当下"基本是一个意思。总能注意眼前发生的状态，这并不容易做到。因为人的习性反应所致，对快乐的追求和痛苦的回避，使人总是处于一种焦虑和痛苦当中。这种习性反应使人很难对现实进行全面即刻的感知，而总是被过去和将来的事情所困扰。正念是一种去中心化的认知模式，能够看到思维本身，而不是通过思维去看事物。正念注意对象的过程是认知加工的觉知过程，是一种认知模式而不只是简单的某种心理状态。用正念方式会产生一种元认知的状态，这种元认知将一直伴随着注意的状态。因此，正念是与生俱来的一种心理功能，并且能够通过训练来加强。正念是从主观的角度或从自我的角度来体验，也就是运用了直接和无偏见的内省方法。有研究者对这种内省的方法提出质疑，认为这种现象学的内在体验特性个体化太强。然而根植于佛教传统的正念虽然是从个体内在进行体验，但其非评判的态度保证了内在观察的客观性。

正念表面上似乎是一种消极被动的方法。在正念状态时，个体只是简单地观察每一个现象，且要求个体不对其做任何反应。这是正念所提倡的与其他心理治疗方法不同之处。正念必须对主导和持续的感觉进行觉察，并且也要认清楚每一个意识加工过程，但不要对相关的事情进行演绎和加工。这样看来，正念对外在的刺激并没有主动去改变，而对自己内在的精神活动则是积极主动的一个过程。在一个完全进入正念的状态中，一个人是没有任何目标和欲望的，但是在这个过程中，一个人为什么能够保持这种状态？为什么一个人能够进行不断的正念练习？这就说明这个人可能就是渴求这种正念的状态。一个人持续不断地进行正念练习，就是想减轻以至消除痛苦，洞悉事物的本质特征。这就是正念的奇妙之处，在无欲无求中实现修炼者的目标。

5）祝由真言：我国古代的祝由疗法，实际上是以言语开导为主的心理疗法。"祝由"一词出自《素问·移精变气论》，曰："古之治病，惟其移精变气，可祝由而已。""祝由"疗法，系祝说发病的原由，转移患者的精神，以达到调整患者的气机，使精神内守以治病的方法，故又称为"移精变气法"。现代的疏导法可看作是祝由法的发展。可具体分为以下 3 种方法：

①说理开导法：就是利用良好的言语作用，通过言语交往使病人明了事理、树立信心、安定情绪，变消极心理为积极心理，从而影响人体的生理活动，以达到治疗疾病，恢复健康之目的的方法。说理开导法的治疗原理在于人的行为受信念、兴趣、态度等认知因素所支配，所以要改变病人的不良行为，就必须先引导其认知的改变。《灵枢·师传》中提出："且夫王公大人，血食之君，骄恣从欲轻人，而无能禁之，禁之则逆其志，顺之则加其病，便之奈何？治之何先？岐伯曰：人之情，莫不恶死而乐生，告之以其败，语之以其善，导之以其所便，开之以其所苦，虽有无道之人，恶有不听者乎？"此即为早期的一种说理开导式治疗。其思想可概括为 4 个方面的内容：一是"告之以其败"，即指出疾病之所在及其危害，引起患者对疾病的注意，使患者对疾病有正确地认识和态度。二是"语之以其善"，即指出只要与医务人员配合，治疗及时，措施得当，是可以恢复健康的，以增强患者战胜疾病的信心。三是"导之以其所便"，即告诉患者如何进行调养，指出治疗的具体措施。四是"开之以其所苦"，即解除患者消极的心理状态，放下不必要的思想包袱，克服内心的苦闷、焦虑和紧张。

此法适于常表现为或固执、或内向、或缺乏主见、或多思多虑的阳刚、阴柔、滞缓、圆融、矛盾质人；冲动、多疑的外张、内敛质人应用此法多效果不佳；敏感质人常生性乐观，可自我调节。

②暗示解惑法：指采用含蓄、间接的方法，对病人的心理状态施加影响，诱导病人不经理性考虑和判断，直觉地接受医生的治疗性意见，主动树立某种信念，或改变其情绪和行为，从而达到治疗目的的方法。暗示一般多采用语言，也可用手势、表情，及暗示性物体（包括药物）来进行。张仲景、张景岳都曾采用告知患者服吐下药，或针灸数十百处的暗示方法而治疗"诈病"；李瞻曾用语言暗示，使患者不忧目而着意于股，从而导火下行，使目疾愈。

此法适于或乐观、或多疑、或多思多虑的敏感、阴柔、圆融、矛盾、内敛质人；固执、耿直、冲动的阳刚、滞缓、外张质人反而效果不彰。

③移情易性法：分散病人对疾病的注意力，使思想焦点从病所转移于他处；或改变其周围环境，使患者不与不良刺激因素接触；或改变病人内心虑恋的指向性，使其从某种情感纠葛中解放出来，转移到另外的人或物上等，可称之为"移情"。通过学习、交谈等活动，排解病人内心杂念，或改变其错误的认识与不良情绪，或改变其不健康的生活习惯与思想情操等，可称之为"易性"。《北史·崔光传》云："取乐琴书，颐养神性。"吴师机《理瀹骈文》亦云："七情之病者，看书解闷，听曲消愁，有胜于服药者矣。"李东垣《脾胃论》更云："劳则阳气衰，宜乘车马游玩。"可见读书、戏曲、舞蹈、书法、绘画、种花、垂钓、旅游等兴趣爱好，均为很好的自我调节方法，可以起到陶冶性情、寄托思想、调神祛病的治疗作用。

此法适用于各心质类型人。其具体方法应三因制宜，辨证施治，灵活运用。

6）行为疗法：心质行为疗法是一类主要根据行为学习理论来认识和治疗临床心质、行为问题的治疗方法，也是一种采用中医治疗手段帮助患者消除或建立某些适应性行为，从而达到预防和治疗目的的医学技术。根据治疗的具体方法可分为厌恶疗法、习见习闻法、心理转移法、模仿法、冲击疗法、课业疗法。

①厌恶疗法：指把可以令患者产生厌恶情绪的感觉刺激与其病态行为紧密结合起来，使患者产生强烈的躲避倾向及明显的身体不适感，从而矫正其病态行为的方法。

研究表明，厌恶疗法对于冲动、口吃、易装癖、露阴癖、恋物癖等也很有疗效。西医学也将厌恶疗法应用于临床，如橡皮圈厌恶疗法治疗习惯性手淫。即针对患者习惯性手淫的病症，将橡皮圈套在患者手腕处，嘱咐患者一旦产生手淫的念头，便拉扯橡皮圈，使橡皮圈弹击手腕，产生痛感，从而提醒患者控制念想。临床还可见使用电厌恶疗法治疗癔症性精神病和精神分裂症等。厌恶疗法是当某一不良行为习惯已经对人构成极大威胁，或者其程度已经严重到可能要触犯法律，而用其他方法都无效时才不得不使用的一种方法。因为这种方法带有很强的惩罚性，有时会伤害一个人的自尊心，所以采用这种方法，一定要看准对象，权衡利害，千万不能草率从事。采用厌恶疗法对于改变不良行为是很有效的，尤其对于自制力差的人来说，效果更为明显。

②习见习闻法：指通过反复练习，提高患者的耐受程度，使受惊敏感的患者习惯所受的刺激，并进而恢复常态的一种心质治疗方法，与现代西方系统脱敏疗法颇为相似（系统脱敏法是指把一个可引起微弱焦虑的刺激暴露在处于全身松弛状态下的患者面前，使该刺激逐渐失去引起焦虑的作用的治疗方法。《素问·至真要大论》中提到"惊者平之"，从"惊"变为"平"即是脱敏）。张子和治疗受惊患者的案例就是使用习见习闻法的典型例子：医者使患者坐于高处，在其下用木棒猛击小儿，使妇人渐渐习惯于突然发生的声音，从而达到治疗目的。现代临床亦有应用习见习闻法来治疗心质疾病的相关案例，如刘世多、邱广让治疗高二男生鱼跃前滚翻运动障碍的案例。该男生由于儿时从树上摔下的经历，导致其对于"翻空"的动作感到恐惧，医生采用重复示范及让其反

复练习的方法来对其实施治疗，逐步消除他对头朝下时的恐惧感，最后让他独立完成此动作，从而达到治疗目的。

③心理转移法：指通过改变病人心质活动的指向性，使其注意焦点从病所转移到它处的心质疗法，类似于现代心理治疗的反应预防法。转移法主要用于治疗强迫症，例如治疗强迫性仪式动作为主诉的患者，让患者在想要行仪式动作前向治疗者报告，并在治疗者的鼓励和监督下克制自己而不做仪式动作。如《名医类案》记载的治疗贵人眼疾，医生通过转移患者注意力的方法，使其不再注目于眼疾，从而治愈疾病。

《儒门事亲·九气感疾更相为治衍二十六》载山东杨先生治府主洞泻不止，医生投其所好，与其谈论日月风雷，使患者听之入迷，则洞泻不药而愈。同样的记载还有《南郡县志·人物志·李建昂医事》一案："青龙桥王某，患病喜独居暗室，不近灯火，偶出则病愈甚，遍延名医皆不能治，乃延建昂诊。诊毕，并不处方，索取王所著文章，乱其句读，朗声而诵。王间为准声，李则声益高。王忿然夺其文，曰：'客非此道中人，不解句读，何其狂妄。'因就灯而坐，忘畏明之习。"《针灸大成》记载："又同寅谢公，治妇人丧妹甚悲，而不饮食，令以亲家之女陪欢，仍用解郁之药，即能饮食。"这都是运用转移法来治疗疾病的成功案例。

④模仿法：指通过旁人有意示范来培养患者的正常行为的心质疗法，与现代行为疗法中的模仿法基本相同。

《儒门事亲·内伤形》记载："项关令之妻，病怒，不欲食。常好叫呼怒骂，欲杀左右，恶言不辍。众医皆处药，几半载尚尔。其夫命戴人视之，戴人曰：此难以药治……其旁常以两个能食之妇，夸其食美，其妇亦索其食，而为一尝之。不数日，怒减食增，不药而瘥。"

梁国健、林苑云等运用模仿法治疗儿童牙科焦虑症，通过给儿童观看配有儿童配音、配乐的直观的儿童牙科就诊过程视听教材，来使儿童减轻对看牙的恐惧及焦虑。

⑤冲击疗法：指让患者一下子面对大量的惧怕的情况，使个体的恐怖反应逐渐减轻，甚至最终消失的心质疗法，它的基本原则与习见习闻法相反。如《续名医类案·惊悸》记载的卢不远治沈君鱼畏死，以及近现代利用冲击疗法治疗社交恐惧症等，均证明冲击疗法具有一定的治疗效果。

⑥课业疗法：指让患者学习文化知识和一技之长、参加有医疗意义的工作或劳动，通过行为改变调整可具体描述的心理状态来治疗心质疾病的一种行为疗法。《四川医林人物》记载："肖文鉴，南充人。一室女患郁症，形消骨立，鉴嘱女结伴锄菜园蔓草，日刈草二背。女初不耐，久习为常。如是一百日，体渐强壮，面生华泽。"患忧郁症的人活动量减少，治疗抑郁症可以根据患者实际情况安排患者做适度的劳动，循序渐进来改善心情。

各分型常用行为方法：

①阳刚质人：针对这一类型人可能会出现的心理障碍，我们可以运用心质行为疗法的模仿法来指导治疗。以具体的品质为指标，将这类患者与周围的人做现实的比较，使患者认识其自我评价的不准确性。帮助患者认识到毫无根据地认为自己优秀实际上只是一种自我满足与欺骗，不仅不能帮助他们取得成功，反而还会阻碍其发展。

②敏感质人：针对这一类型人可能会出现的心理障碍，我们可以运用心质行为疗法的转移法来指导治疗。这类人心胸狭隘，爱忌妒，敏感多疑，因此建议外出游览名山大川，从宏丽壮观的景象中，感悟豁达的人生态度，体会相信他人、认清自己的重要性，忘却工作和学习上的质疑和不信任，并最终养成这样的习惯。

③阴柔质人：针对这一类型人可能会出现的心理障碍，我们可以运用心质行为疗法的模仿法、课业疗法来指导治疗。模仿法：这类人习惯躲在别人背后做事情，等待他人的决定，因此要让他们多接触独立行事的人，通过观察独自处理事件的全过程，了解到自主工作的乐趣和成就感，逐渐萌生自己独立工作、做事的想法，形成自我思考的习惯。课业疗法：让这类人通过做义工的形式，在教育留守儿童、帮助残障人士或者参与环保行动等活动中，获得乐趣和成就感，并体会到被人善待，故而慢慢地学会拒绝他人的安排和决定，尝试自主决策。也可以通过不断的学习提高能力，逐步增强自信与勇气。

④滞缓质人：针对这一类型人可能会出现的心理障碍，我们可以运用心质行为疗法的习见习闻法、心理转移法来指导治疗。习见习闻法：即任何事听其自然，该怎么办就怎么办，做了以后就不再去想它，也不要对做过的事进行评价。比如担心门没有关好，就让它没关好；课桌上的东西没有收拾干净，就让它不干净；字写得别扭，也由它去，与自己无任何关系。开始时可能会由此带来焦虑的情绪反应，但由于患者的强迫行为还远没有达到无法自控的程度，所以经过一段时间的训练和自己意志的努力，症状会逐渐消除。心理转移法：这类人已经习惯于按教条办事，总是按"应该如何，必须如何"的准则去做。要改变这种状况，就应努力寻找生活中的独特事件，让这些独特事件带来新的观念和解决问题的新思路、新方法，改变以往过于墨守成规、循规蹈矩的习惯。

⑤外张质人：针对这一类型人可能会出现的心理障碍，我们可以运用中医行为疗法的习见习闻法、课业疗法来指导治疗。习见习闻法：通过使患者慢慢习惯与人相处，学会尊重别人，遇事多思考，从而帮助患者克服行为的冲动性。课业疗法：开展多种形式的业余文艺、体育活动，让患者的内在能量寻找一个正常的释放渠道。另外，培养各种爱好和兴趣，使其情操得到陶冶，培养其必要的涵养。

⑥圆融质人：针对这一类型人可能会出现的心理障碍，我们可以运用心质行为疗法的模仿法、课业疗法。模仿法：此类患者如果不能正视自己的缺陷，自我膨胀，放任自流，就会处处碰壁、导致病情发作。利用模仿法，树立榜样，帮助患者了解自己人格中的缺陷。只有正视自己，才能扬其长避其短，适应社会环境。课业疗法：癔症型人格患

者有一定的艺术表演才能，我们不妨"将计就计"，让她们投身到表演艺术中去，使患者原有的淤积能量到表演中去得到升华。事实上，许多艺术表演都有一定的夸张成分，为了使观众沉浸到剧情中去，演员必须用自己的表情、语言去打动他们。因此，癔症型人格的人投身于表演艺术是一条很有效的自我完善之路。

⑦矛盾质人：针对这一类型人可能会出现的心理障碍，我们可以运用中医行为疗法的心理转移法、课业疗法。心理转移法：鼓励患者多尝试与人接触、交往。《临证指南医案·郁证》曰："郁证全在病者能移情易性。"因此使用心理转移法，使患者不再将注意力集中于让他痛苦万分的事情中，逐步改善患者焦虑、抑郁的状态。课业疗法：鼓励患者多参加有意义的工作或劳动，患抑郁症的人通常生活态度消极，也不愿出门与人交流，故活动量也减少。可以通过鼓励患者多运动或从事体力劳作，以改善其抑郁状态。临床多项研究表明，"劳其筋骨"可以帮助人们减少压力，减轻抑郁情绪。

⑧内敛质人：针对这一类型人可能会出现的心理障碍，我们可以运用中医行为疗法的模仿法、课业疗法来指导治疗。模仿法：这类人坚持自己的独特行为处事方法和态度，不接纳也不在乎他人看法，因此要让他们多接触多人协作的团队，通过观察人与人之间的沟通、合作、协商等过程，了解到团队协作的乐趣和成就感，逐渐萌生融入集体、接纳他人的想法，改变怪异奇特的行为习惯和思维方式。课业疗法：让这类人通过做义务支教或慈善活动的形式，在教育留守儿童、帮助残障人士或者参与环保行动等活动中，体会到人与人之间融洽和谐的氛围，并获得乐趣和成就感，故而逐渐改善冷漠疏离的态度，变得易于接触、有亲和力。

7）音乐疗法：这是一种艺术疗法，通过心理治疗上的作用达到治疗和预防疾病的效果。其内涵与"声明修"接近。据说在古代，真正好的中医不用针灸或中药，用音乐即可"一曲终了，病退人安"。中医传统音乐疗法，也就是通过阴阳、五行等认识世界将音乐与人的生理、病理、治疗联系起来，借助音乐的特殊功能，在人体脏腑、气血中建立一种阴阳平衡的和谐关系，达到"乐与人和"的目的。但凡人体禀赋、心质、结构功能以及病因病机、诊断治疗和用药处方无不体现阴阳学说的智慧。

总体来说，中医音乐治疗是在阴阳学说的指导下，结合五行学说、藏象学说，遵循整体观念和辨证论治，选用传统音乐对各型心质的人群治疗以达到预防和治疗的效果。中医音乐疗法及其规律在一定程度上可用阴阳学说加以说明，音乐的各种参数均符合阴阳变化规律，如音域宽窄、音量强弱、音程长短、音阶高低、音调大小、音色清浊、音层疏密、音构繁简等都是如此。从音乐三大要素来说，节奏快速、旋律上行跳进、和声紧张度强的刺激型音乐属阳；节奏轻缓、旋律下行圆润、和声稳定的安静型音乐属阴。金元时期的张从正在《儒门事亲》这本影响深远的医著中写道："好药者，与之笙笛不辍。"目前国内中医领域的音乐治疗主要集中于五行音乐、音乐电疗法和音乐综合疗法等方面。

①参与方式：乐疗有主动和被动两种方法。

被动式乐疗以欣赏音乐为主，治疗中应注意音量控制，应小于音乐会的量，控制在60~70分贝，或根据病情来定。例如，催眠用的乐曲，音量就可小些，关节痛、中风后遗症使用的乐曲，音量可稍大一些，均以患者感觉舒适为宜。被动式乐疗可以结合体疗、音乐电等同时进行，气功、太极拳锻炼配合音乐，可使疗效明显提高。

主动式乐疗是指患者积极参与演奏、歌、舞等活动，这种形式可以直接影响患者的生活观念，提高患者生活情趣，同时促进视、听等运动的协调，还能培养积极进取的参与精神，提高自信心，利于病情的好转，尤其是对各种残病人意义很大。

②环境选择：乐疗的环境也应受到重视。环境对人的器官有刺激作用，可以引起相应的心理活动。雅致的色彩给人以宽慰、舒适的感觉，鸟语花香让人心情舒畅，合理的空间使人心胸变得宽阔。良好的治疗环境会使音乐治疗的效果得到提高。所以选择乐疗场地应注意整洁、美观、雅静、宽敞，使患者情绪安定、精神愉悦。无论在医院、在疗养院还是在家中，都应注意避免噪音干扰室内保持空气清新、座椅舒适，不致使人有肌肉紧张的感觉；环境可以稍加修饰，如配以字和盆景花卉，以增加诗情画意。如果选择户外，在柳荫花前、松风月下，自然让人心旷神怡。

色彩与患者的心境也有关，对音乐治疗疾病的作用有一定帮助。一般来说，橙色、黄色、红色都让人温暖欢畅；蓝色、绿色能增加人的安全镇定感；蓝色、白色有纯洁的意境。所以可根据各人的病证特征和心质特征，来选用相应的环境色彩。例如阴柔质、内敛质等可以适当选择温暖色光为主；阳刚质、外张质等则可用蓝、绿镇静色光为主。光线柔淡，可造成一种适应于病情的"乐境"，促使患者注意力集中，随曲入"境"，专心听曲则忘却其病在身，身心由此舒泰，久之体健病消。

8）气功疗法：气功疗法是通过精益求精、坚持不懈的自我调节与控制，以"三调"（调身、调息、调心）为手段，"炼气"为目的，平衡人体阴阳，优化生命程序，使身体机能到达到最佳状态的心质治疗方法，具有扶正祛邪、帮助放松和消除紧张状态、疏通经络、调和气血、提高神经系统协调能力、降低基础代谢的作用。

气功起源较早，但是作为词出现较晚，定名流传更晚。许逊的《净明宗教录》中有"气功阐微"，是最早提到"气功"两字的古籍，但当时"气功"还只是专指道家的内丹术。现代意义上的"气功"一词定名于中华人民共和国成立后，因为刘贵珍的"气功法"而流传开来。他在《气功疗法实践》一文中写道："吐纳、导引、定功、静功、内功、调息、静坐等都属于气功的范围。这些名称虽不相同，但都是从不同角度，通过姿势、呼吸、心神的调炼，来达到培育元气的目的。这就是我们统称的气功。因此我们把培育元气的健身法称之为气功"。

"健身气功"一词在1996年8月5日第一次出现，明确了气功的健身作用。2000年，国家体育总局颁布的《健身气功管理办法》对健身气功的概念进行初步界定："以自身形体活动、呼吸吐纳、心理调节相结合为主要运动形式的民族传统体育项目，是中华悠久文化的组成部分。"国家改编推广的"健身气功"有九种："六字诀""八段锦""易筋经""五禽戏""十二段锦""大舞""导引养生功十二法""马王堆导引术""太极养生杖"。健身气功以其简便易学、美观大方、健身效果明显等特点，受到广大中老年群众的欢迎和喜爱，在帮助人们祛病健身、延年益寿、心质调节等方面发挥了积极作用。

气功功法主要分为调身、调息、调心三类。

调身类分为导引类与按摩拍打类。导引类如五禽戏、八段锦、易筋经、站桩功等，是以拉伸运动、静力性运动、肢体关节小范围转动等形式为主，主动配合调息、按摩拍打等辅助手段的方法；按摩拍打则是一类自摸自捏之法。

调息类是以调节呼吸，改变呼吸方式，包括深呼吸、憋气、服食气、意念调控气、不震动发声吐气等形式的养生功法，如六字诀等。

调心类主要以控制意念活动为主的功法。它调节意念的主要手段如无念、一念代万念，其目的都是为了心、神入静。

其他包括咽津、内丹术、房中术、辟谷、硬气功等。

①调身——导引：葛洪在《抱朴子·微旨》中记载："夫导引不在与立名、象物、粉绘、表形显图，但无名状也。或伸屈，或俯仰，或行卧，或倚立，或掷掸，或徐步，或盼，或息，皆导引也。"导引形式不设限制，自由发展。不管肢体是伸是曲、姿势是仰是卧……配合是吟是息都可以称之为导引。

导引养生功法包括三个主线："八段锦"为代表的医疗养生主线，其主要目的是防病治病；"五禽戏"为代表的仿生养生主线，其主要目的是保健强身；"易筋经"为代表的壮力养生主线，其主要作用是强身壮力。

八段锦：梁世昌在光绪初刊出的《易筋经外经图说》附录有"八段锦图"，每图配有说明，内容依次是："两手托天理三焦，左右开弓似射雕，调理脾胃须单举，五劳七伤往后瞧，摇头摆尾去心火，背后七颠百病消，攒拳怒目增气力，两手攀足固肾腰。"这是目前所见关于定型立式八段锦动作歌诀的最早文献记载，也是把古称"引导诀"的内容第一次冠以"八段锦"的名称，在语言上完全歌诀化，在内容上剔除了坐式八段锦的内容，成为后人习练立式八段锦的范本，影响深远。

八段锦功法强调畅通肾经，重视手指的抓握，掌指的变化，踮脚趾以及上下肢的协调配合，这样就可以使大脑得到锻炼，达到增智充慧、醒脑宁神的目的。另外，八段锦注重调理脾胃和固肾壮腰，通过一定强度的全身性练习，来达到增强心肺功能、强体增智目的。如"五劳七伤往后瞧"刺激的部位主要在项、背、腰，而督脉、足太阳经所经之处，善治七伤引起的情志病。"摇头摆尾去心火"主要作用于督脉、足太阳经，摇头影响大椎穴，疏通经气，通阳泻热；摆尾影响肾俞、命门，俯身弯腰作用于肾俞、命门，使肾水上承以降心火。并且对于不同心质类型的人群均有帮助。如八段锦的练习过程中包含了许多抻筋拔骨的伸展性动作，疏泄肝气，有利于提高矛盾质人群的柔韧性；补肾藏精，有利于内敛质人群的肾虚改善。所以可以作为各型人预防保健，修身养性之功。

五禽戏：五禽戏是东汉名医华佗研究了虎、鹿、熊、猿、鸟五种动物的活动特点，结合人体脏腑、经络和气血的功能，模仿其神态、呼吸、动作编创而成的健身气功功法。包括虎戏、鹿戏、熊戏、猿戏、鸟戏五套动作。

根据中医的脏腑学说，五禽配五脏，虎戏主肝，能疏肝理气，舒筋活络；鹿戏主肾，能益气补肾，壮腰健骨；熊戏主脾，能调理脾胃，充实两肢；猿戏主心，能养心补脑，开窍益智；鸟戏主肺，能补肺宽胸，调畅气机。五禽戏动作简捷，左右对称，平衡发展，既可全套连贯习练，也可侧重多练某戏，还可只练某戏，如阳刚质人可以多练猿戏，矛盾质人可以多练虎戏等。其运动量较为适中，属有氧训练，个人可根据自身情况调节每势动作的运动幅度和强度，安全可靠。整套功法虽然动作相对简单，但每一动作无论是动姿或静态，都有细化、精化的余地。

易筋经：易筋经是活动肌肉、筋骨，使其变得强壮有力，以增进健康、祛病延年的一种养生健身方法。近代流传的《易筋经》多只取导引内容，且与原有功法有所不同，派生出多种样式。而流传较广的是经清代潘蔚整理编辑的《易筋经十二势》，包括韦驮献杵第一势、韦驮献杵第二势、韦驮献杵第三势、摘星换斗势、倒拽九牛尾势、出爪亮翅势、九鬼拔马刀势、三盘落地势、青龙探爪势、卧虎扑食势、打躬势、掉尾势。它的主要特点是动静结合，内静以收心调息，外动以强筋壮骨，所以可以作为养生保健的一种方法。但此功法步骤较多，初期接触导引类功法时建议从简单功法如八段锦、五禽戏等练起，后期有一定的基础，结合个人身体实际情况，有条件时可以尝试此功法。

②调息——六字诀：六字诀为调息功法的代表，其主要作用是行气理气。《养性延命录》是最早记载六字气诀的文献，曰："凡行气，以鼻纳气，以口化气，微而引之，名曰长息。内气有一，吐气有六。内气一者，谓吸也；吐气六者，谓吹、呼、唏、呵、嘘、呬，皆出气也。"这种长息吐字气之法被称为"六气诀"。呵为舌音对应于心——火，呼为喉音对应于脾——土，吹为唇音对应于肾——水，嘘（嘻）为牙音对应于肝（胆）——木，呬为齿音正对应于肺——金。李奉时在《调气法》中改胆嘻为三焦嘻："三焦客热卧嘻宁。""嘻"通少阳经脉，既可疏通胆经，又可疏通三焦经脉。因此，在六字的脏腑对应上，"呵——心，呬——肺，嘘——肝，呼——脾，吹——肾，嘻——三焦"是合理而规范的。

在六字读音确定后，不同的口型会产生不同的内外气息，进而影响体内脏腑运动和经络运行状况。《养气功六字诀》中讲："脏腑的内部运动和经络的运行受人体内外不同作用力的影响，而呼气时用不同的口型可以使唇、舌、齿、喉产生不同的形状和位置，从而造成胸腔、腹腔不同的内在压力，影响不同脏腑的气血运行，从而取得治病健身的效果。"《六字真言》中要求，吐字时要体会"着力点"："口腔内不同部位的力发出不同的声音，这个部位就是着力点，着力点的规定不是要求练功者用力发音，而是要求练功者在练习中逐渐悟出这个点，自觉感受这个点，自然随和这个点，以保证发音的准确性和内脏和协共振。"掌握以上功法要点后，可以结合自身实际情况或整套功法一起练，或单练某一字功。如矛盾质人多肝郁、血虚，可有多选用嘘字功疏肝理气、呼字功补脾，增强化生能力，同时需注意的是结合四时季节效果更加。

③调心——意守（以一念代万念）：意守的基本要求概括为"入静"二字，即思想上进入一种安静状态。有关意守的功法最早记载是《老子》，"载营魄抱一，能无离乎？""营魄"意思是"魂魄"，"抱一"同"守一"。因此，"营魄抱一"就是让魄守住魂，使之成为一体，长寿的目的就不难达到了。意守的方法虽然很多，不外三个方面：一是把注意力集中于身体某处，体验其各种感觉；二是注意身体的某些活动，加以调整；三是想象某种有益的事物或活动，进行自我暗示。从内来说，则人体之腧穴、经络、肢体内脏皆可意守，所谓"专其一处，皆可止念"。最常用的是意守"丹田"，丹田有三：上丹田在印堂、百会等穴内，其说不一，可益智健脑，但上盛下虚者不可意守；中丹田在膻中或脐后腰前，可益宗气、健脾胃；下丹田一般指脐下少腹，可使元气归根，有交通心肾、培补元气的作用。另外前丹田在脐中，也可健脾胃，补后天之气，后丹田在命门穴，可补肾壮阳，补先天之气。其他涌泉、气海、会阴等穴也常用。

守动有助阳的作用，而守静则有养阴作用，守动比守静容易。默念字句，意会对身心健康有益的词句，也是一种有力的刺激。这属于自我暗示性意守，其内容很丰富，无论内、外、动、静，都可随症选择，如默念放松、快乐、温暖、冰凉、沉重、有力、容光焕发等。他人的诱导语言，是更实际的刺激，初练功而不易入静者，由气功师用语言暗示来带功，或放录音，可收事半功倍之效，不过诱导词的内容应因人因病而异，这也是暗示性意守。静的意守，无论内、外，对过度疲劳，有阴虚阳亢表现的人比较适宜。阳刚、圆融质适合静的意守。初练只要能做到清心寡欲，以正念逐步排除杂念，注意力集中一定的时间，就算入静。

在众多医学疗法中，气功是为数不多的主动性疗法之一。所谓主动性疗法，是指通过主动调动人体自身的潜力，以达到强身健体、祛除疾病的目的。无论是对于养生保健，还是用于治疗疾病，气功都是一个非常可靠的绿色疗法。气功的疗效是一个慢慢累积的过程，所以若能每天花些时间练功，将其作为坚持一生的功课，那它也将会是一个受益终生的选择。

9）瑜伽疗法

瑜伽起源与发展：瑜伽起源于印度，发源于印度北部的喜马拉雅山脉，距今已有五千多年历史。古印度人在大自然中观察，研究如何有效地呼吸、摄取食物、排泄、休息、睡眠以及克服疾病等。根据这些资料，结合人类的身体结构、各个系统，解析精神如何左右建康，研究出控制方法，创立了八万多个瑜伽姿势，随着时间的推移，这些动作逐渐演变精简，至今保存下来的只有几百个了。瑜伽的目的在于使身心灵与自然和谐统一，从而开发人体潜能、智慧和灵性。

瑜伽于 20 世纪 60 年代作为一种健身方式传入欧美等西方发达国家，这种健身瑜伽，它保留了古印度瑜伽注重身心合一、内外兼修的特质，但在形式上更注重对身体外形的作用。至 20 世纪 80 年代，瑜伽已风靡世界各地。

瑜伽传入中国最早可追溯到南北朝时期，而真正让中国人认识瑜伽、了解瑜伽，是在 20 世纪 80 年代末至 90 年代初。现如今，瑜伽这项既古老传统又时尚新兴的健身方式及健身产业，在中国正呈现出勃勃生机和广阔的发展前景。

瑜伽的概念与特点：瑜伽是梵文 Yoga 的音译，指一种被称为"轭"的工具，用于驾驭牛马，由此而延伸出瑜伽的涵义是连结、控制、和谐、统一和平衡等。它与中医中所说"天人合一"有异曲同工之妙，也有著作将其解释为"克服"或者"自我克服"之意。从广义上讲，瑜伽是哲学；从狭义上讲，瑜伽是一种精神和肉体相结合的运动，是一种达到身体、心灵与精神和谐统一的运动方式。现代瑜伽主要是一系列修身养性的方法，包括调息的呼吸法、调身的体位法、调心的冥想法。

瑜伽的特点有以下四点：①瑜伽强调身心和谐，讲究呼吸韵律：瑜伽的本质特点是结合统一性，它倡导"身心合一"的生命哲理，即身心灵的结合，也就是体位、呼吸、意识的结合，这可以使练习者身体机能得到协调和建康，更高层次的则是培养人们专注平和、冷静客观的良好心态，使人修身养性，获得身心统一的健康状态。这是其他健身项目无法企及的一大特点。瑜伽特别强调呼吸法，无论是冥想法还是体位法，都需要呼吸来配合，呼吸是沟通肉体和精神的桥梁。②瑜伽注重自我练习感受：瑜伽讲究的是个体的体会和感受，练习的动作幅度只要做到自己力所能及的位置即可。瑜伽在练习中强调的是心静，要保持安详平和的心境。③瑜伽是有意识的运动：瑜伽是心灵层面的练习，是意识的提升。瑜伽的动作和呼吸，都是用意识来控制的，把无意识的行为变成有意识地控制，引导我们用意识去认识许多无意识的存在，通过提升意识，有助于人类充分发挥潜能。④瑜伽是以静为主的有氧运动：瑜伽通过缓慢极限的姿势，融呼吸、伸展运动和放松运动为一体，练习时节奏缓慢，静中有动、动中有静、动静结合、以静为主，属于中小强度的有氧运动，主要是脂肪氧化供能，坚持练习有利于形体健塑。

瑜伽分类：对于瑜伽的分类，因其分类标准和方法的不同而各有所异，概括起来有以下类别：

①按传统瑜伽分类：可分为哈达瑜伽、八支分瑜伽、实践派瑜伽、哲理派瑜伽、祈祷派瑜伽、语音冥想瑜伽、坦多罗瑜伽七大类组成。

②按现代社会派生的瑜伽支流分类：可分为阿斯汤加、力量瑜伽、流瑜伽、热瑜

伽、形体瑜伽、香熏瑜伽、蕙兰瑜伽、水中瑜伽、心灵瑜伽。

③按瑜伽的功能分类：可分为力量类、放松类和减肥塑身类。

④按瑜伽的练习主体分类：可分为孕妇瑜伽、男子瑜伽、儿童瑜伽、老年瑜伽。

⑤按瑜伽练习阶段和动作难度分类：分为初级、中级和高级三个层次。初级瑜伽包括一些基本技法，如瑜伽基本呼吸法和一些基本体位练习等，适合于不曾有瑜伽练习经历者以及身体病弱者等；中级瑜伽涉及一些有相当难度的姿势练习，要求有较大程度的稳定性，需要意念的集中和呼吸的配合，适合于身体素质较好且有一定瑜伽练习基础者；高级瑜伽适合于已掌握瑜伽中级姿势并有很强的控制肌肉和神经系统能力者。按这三个级别练习瑜伽，是一个由易到难、循序渐进的过程。

⑥按瑜伽的练习形式分类：瑜伽又可以分为单人瑜伽、双人瑜伽和集体瑜伽。单人瑜伽追求的是个体身心的和谐统一，而双人瑜伽和集体瑜伽，除具备单人瑜伽练习所追求的个人感受外，还有促进情感交流、形成默契配合、达到整体协调的作用。

瑜伽的作用：瑜伽的作用可以概括为以下四个方面：

①活化脊柱，缓解病痛：脊柱对人体健康非常重要，对内影响五脏六腑的健康，对外可影响肢体的形态。瑜伽中的体位法通过站、坐、跪、卧、倒立等各种姿势弯曲、伸展、扭转身体各部位，可对人体的脊柱以及肌肉和内脏起到很好的按摩及牵引作用。

②健身减肥，塑体养颜：瑜伽属于中小强度的有氧运动，在整个运动中人体吸收的氧气和需求大致相当，在这种强度的运动中，人体运动所需的能量主要是脂肪氧化供能。

③安神减压，提高专注力：现代生活节奏快，竞争激烈，压力较大，瑜伽体位练习是把紧张和放松结合到良好状态，它使身体在有限的范围内高度紧张，再彻底放松，在肌肉伸展、心灵放松、呼吸调节中减缓压力，排除一切杂念的干扰，回归到平和、宁静、呼吸深长而轻松的状态。

④修心养性，厚德载物：瑜伽的宗旨强调身与心的结合和协调，强调人与自然的结合与协调，瑜伽练习者通过体位法、调息法与冥想法来维持与发展身心和精神品德上的健康。瑜伽注重心灵层面的提升，培养高尚的情操，端正人生态度，培养积极的人生观、价值观和世界观，对于心灵质层面的提升有极大的帮助。

（3）心意质治法

1）中药治疗：指以传统中医学的基础理论为指导，通过辨证论治、配伍药味、煎煮制剂等流程，以汤剂、散剂为代表的一类治疗方法，也是传统医学最为精髓和核心的构成所在。关于中药治疗的具体内容，详见后文，此处介绍中药治疗的基本原则，这些也是心意质治疗的通用准则，包括以下四点：

①平调阴阳，整体论治：心质疾病的宏观病机之一是阴阳失衡，它也是心意质失调的共同特征。因此，论治的目的是使阴阳回到新的平衡，包括去有余、补不足这两方

面，去有余就是去阴阳之偏盛，补不足就是补阴阳之偏衰。整体论治要求在治疗过程中，把人体各个脏腑器官各层心质视为一个整体，通过整体调节促进局部失调的恢复。

②扶正祛邪，以平为期：中医认为健康与疾病是正邪斗争的结果，因此，要治疗心质疾病，原则之一就是要扶正祛邪，扶正就是扶助正气，祛邪就是清除六淫七情等致病因素。扶正祛邪的目的则是以平为期，也就是达到人体的阴阳平衡。

③明辨标本，权衡缓急：心质疾病往往出现躯体症状，因此要根据两者的轻重缓急来确定具体的治疗方法，急则治其标，缓则治其本。比如气厥证，多因暴怒而致突然昏倒、不省人事、四肢厥冷，此乃急症、重症，当先以苏合香丸或针灸通关开窍使其神志苏醒，然后再疏通气血调整阴阳以治其本。

④动态观察，分段论治：疾病的过程是由不断的发展变化与相对稳定组成的，其中不同的传变转归趋势和其阶段性使得我们应该动态观察病情变化，根据病情的轻重、病势的进退来制定治疗方案。

2）针灸推拿：针灸是针法和灸法的总称。针法是指在中医理论的指导下把针具（通常指毫针）按照一定的角度刺入患者体内，运用捻转与提插等针刺手法来对人体特定部位进行刺激从而达到治疗疾病的目的。灸法是以预制的灸炷或灸草在体表一定的穴位上烧灼、熏熨，利用热的刺激来预防和治疗疾病。通常以艾草最为常用，故而称为艾灸，另有隔药灸、柳条灸、灯心灸、桑枝灸等方法。针灸治疗一般是按中医的诊疗方法诊断出病因，确定病位、病势、病性等疾病的关键要点，然后根据相应的配穴处方，进行治疗。以通经脉，调气血，使阴阳归于相对平衡，使脏腑功能趋于调和，从而达到防治疾病的目的。

经络是沟通内外气血的通道。十二正经是经络系统的主体，具有表里经脉相合，与相应脏腑络属的特征。包括手三阴经（手太阴肺经、手厥阴心包经、手少阴心经）、手三阳经（手阳明大肠经、手少阳三焦经、手太阳小肠经）、足三阳经（足阳明胃经、足少阳胆经、足太阳膀胱经）、足三阴经（足太阴脾经、足厥阴肝经、足少阴肾经）。奇经八脉是督脉、任脉、冲脉、带脉、阳维脉、阴维脉、阴跷脉、阳跷脉的总称。奇经八脉与十二正经不同，既不直属脏腑，又无表里配合关系，"别道奇行"，故称"奇经"。

推拿又称"按摩"，是以中医的脏腑、经络学说为理论基础，并结合西医的解剖和病理诊断，而用手法作用于人体体表的特定部位以调节机体生理、病理状况，达到理疗目的的方法。从性质上来说，它是一种物理的治疗方法。推拿的手法包括揉、按、捏、推、拿等。

利用指尖或指掌，在患者身体适当部位，有节奏地一起一落按下，叫作按法。通常使用的有单手按法、双手按法。用手指或手掌在患者身体的适当部位，给以柔软的抚摩，叫作摩法。用手把适当部位的皮肤，稍微用力拿起来，叫作拿法。临床常用的有在腿部或肌肉丰厚处的单手拿法。医生用手贴着患者皮肤，做轻微旋转活动的揉拿，叫作揉法。揉法分单手揉和双手揉。像太阳穴等面积小的地方，可用手指揉法，对于背部面积大的部位，可用手掌揉法。在适当部位，利用手指把皮肤和肌肉从骨面上捏起来，叫作捏法。颤法是一种振颤而抖动的按摩手法。动作要迅速而短促、均匀为合适。要求每秒钟颤动 10 次左右为宜，也就是一分钟达到 600 次左右为宜。打法又叫叩击法。常用手法有侧掌切击法、平掌拍击法、横拳叩击法和竖拳叩击法等。

3）膳食疗法：膳食疗法包括药膳和食疗两部分。简单而言，食疗的原料以有药理作用的食物为主，而药膳则加入少量食用的药物来配合治疗。同药物疗法一样，药膳食疗同样具有悠久的历史，内容丰富，且自成体系。与其他任何一门学科一样，药膳食疗学的历史经历了一个由无到有，由简到繁的发展过程，可分为以下几个阶段：

①蒙昧时期（远古）：当时的食物，完全依靠大自然的赐予。在饥不择食的时候，免不了误食不合适的东西。自然界植物如苍耳子、大黄等一类，吃后总会发生剧烈的反应，动物性的食物也可能有这些反应，《韩非子·五蠹》《淮南子·修务训》均提及此，说明在远古时期人们确实曾受到有害饮食所致疾病的折磨和困扰。经过一段很长的时期，原始人学会了在寻找食物过程中避开有毒的，摄取无毒食物；并且学会了利用火，从而得到更丰富的营养，提高了身体素质和对疾病的抵抗能力；它还使食品更符合卫生的要求。所有这些，对于人体都具有积极的保健意义，《礼纬·含文嘉》所说的"燧人氏钻木取火，炮生而熟，令人无腹疾"，正是这一情景的生动写照。

这些关于对饮食的选择和加工，保护身体健康的措施，都是原始人类在生活过程中不自觉的行动，基本上还没有药膳食疗的概念，所以可以称作处于蒙昧时期。尽管此时对食物的选择和加工还处于原始的蒙昧状态，但这却是艰难而漫长的一步，也是重要的一步，没有这个阶段，真正的药膳食疗学也无从谈起。

②萌芽时期（夏—春秋）：在这一时期，人们已开始发现适当饮食对身体健康、疾病防治的积极意义，这可能是在饮食烹调技术不断提高的过程中逐渐发现的。中医学中最有力的证明是关于伊尹制汤液的记载，伊尹是商代汤王的厨师，后来被委为宰相，史料记载他与汤王议论朝政时，常谈及烹饪的问题。《吕氏春秋·本味篇》记载伊尹曾提到"阳朴之姜，招摇之桂"，姜和桂都是辛温之品，有抵御风寒的作用，而这两味同时又是烹调中常用的调味品。由此可见，以此烹调而成的汤液，既可为食品，又可是汤药，这已经具有食疗药膳的雏形了。

周代，人们对饮食已经相当讲究，尤其是与饮食有关的制度与官职的建立。《周礼·天官》所载的四种医之中，食医居于疾医、疡医、兽医之首，食医的职责是"掌和王之六食、六饮、六膳、百馐、百酱、八珍之齐"。可见，当时已经明确了饮食与健康的密切关系。春秋末期著名思想家孔子对于饮食的卫生要求，也已有明确的提法，如《论语·乡党》就提到"食不厌精，脍不厌细，食饐而餲，鱼馁而肉败不食，色恶不食……"等一套饮食制度，都是从保健的目的出发的。通过讲求饮食，从而防治病证。保健食疗的目的是比较明确而自觉的心理和行为，这说明食疗药膳的早期发展史，已经进入到萌芽阶段。

③奠基时期（战国—汉）：经过长期实践所积累的经验，使食疗药膳的知识逐渐向理论的阶段过渡。到了战国时期，终于提出了一套有关食疗学的理论，使我国的食疗学有了一个飞跃性的发展。这充分体现在《黄帝内经》的有关章节中。《灵枢·五味》首先提出饮食对于人体健康的重要意义，曰："谷始入于胃，其精微者，先出于胃之两焦，以溉五脏，别出两行营卫之道。"《灵枢·营卫生会》说："人受气于谷，谷入于胃，以传与肺，五脏六腑皆以受气。"说明了饮食对人体正常生理及健康的关键作用。因此，不论在何种情况下，注意要用饮食调治疾病。即便是借助药物治疗时，也不能忘记饮食营养对人体健康的重要意义，这就是这一时期所提出的食疗原则。

在这一阶段，根据食疗学的理论，人们已经按上述的理论十分具体地总结出食物宜忌。如《素问·脏气法时论》就明确地提出五脏患病时所宜进食的谷肉果菜，认为："肝色青，宜食甘，粳米、牛肉、枣、葵皆甘；心色赤，宜食酸，小豆、犬肉、李、韭皆酸；肺色白，宜食苦，麦、羊肉、杏、薤皆苦；脾色黄，宜食咸，大豆、栗、藿皆咸；肾色黑，宜食辛，黄黍、鸡肉、桃、葱皆辛。"同时也提出忌食的食物。这对于后代在治疗疾病的辨证配餐方面，具有示范性的作用。《黄帝内经》中仅保存的 12 个方剂中，有 8 个方剂应用稻米、蜀椒、桂、酒、猪脂马膏、秫米、雀卵、鲍鱼等食物，并且有汤剂、丸剂、酒剂、丹膏等不同剂型，以饮食来疗病的方法已经很多，治疗的病证主要是内科病，也包括妇科病、外科病等，可见这一时期食疗在临证中已经被广泛应用。

总之汉代以前的食疗学，是理论奠基时期，对于我国食疗药膳学的发展，具有重要的影响与指导作用。

④形成时期（晋—唐）：在前一阶段对食疗学奠定了理论的基础上，魏晋以后，在食疗学方面进一步积累了经验，理论与实践结合，逐渐形成为一门独特的学科，在这一阶段的某些医药著作中有充分的反映。东晋时期，著名医学家葛洪虽然没有专论食疗的著作或篇章，但由于他的医疗思想和方法学上的特点，强调简便验廉的大众化治疗方法，食疗方法正好符合他这一治疗思想，因而他的《肘后备急方》中应用了不少食疗方剂。例如脚气病，其中有"取好豉一升，三蒸三曝干，以好酒三斗渍之，三宿可饮。随人多少，欲预防不必待时，便与酒煮豉服之，脚弱其得小愈，及更营诸方服之"。不仅治疗脚气病，还把食疗进一步应用到疾病的预防中。其他的食疗方还有生梨汁治嗽，蜜水送炙鳖甲散下乳，小豆与白鸡炖汁、青雄鸭煮汁治疗水肿病，小豆饭或小豆汁治疗腹水，以及治疗脚气病的各种动物乳、大豆、小豆、胡麻酒等，类似剂比比皆是。

陶弘景在《本草经集注》中，记载了大量的药用食物，包括动物、植物在内的诸如蟹、鱼、猪、麦、枣、豆、海藻、昆布、苦瓜、葱、姜等日常食物及较罕用的食物及较罕用的食物，总共达 100 多种。这一时期，医家还比较深入地提出食物禁忌和食品卫生，如提出"鳖目凹者不可食"，以及食物相克的实例，如白羊与雄鸡、羊肝与乌梅及椒等。

　　⑤全面发展时期（宋—清）：经历两晋南北朝到隋唐，食疗药膳已经成为一门独立的学科，从理论到实践，都已经发展成熟。北宋王朝建立后，由于社会有一段相对安定的时期，尤其是北宋王朝几个统治者对医学发展颇感兴趣，采取了一些积极的发展医学的措施，如成立整理医著的"校正医书局"，以及药学机构包括"太平惠民和剂局"等，使中医学有了较大的发展。食疗药膳学作为中医学的一门基础学科，同样得到长足的进展，进入了一个全面发展时期。

　　此外，这一阶段的食疗学还有一个突出的特点，这就是提倡素食的思想得到进一步的发展，受到高度的重视。早在《黄帝内经》时期，人们早已注意到偏嗜偏食，尤其是高脂食物的危害，认为"膏粱之变，足生大疔"。以后历代都在食疗禁忌方面注意忌食荤腥油腻，但一般并没有提高到食疗原则的高度来认识。从《饮膳正要》一书中所列的营养、饮食方剂来看，北方习惯占重要位置，即油腻荤腥占的比例较大。随着时间的推移，过食油腻已经引起医家们的注意和关切，因而明清时期强调素食的著作也相应地增多了。如卢和的《食物本草》主张农家应多种黄谷，认为谷物蔬菜有益人体，可使肠胃畅通，认为："五谷乃天生养人之物"，"诸菜皆地产阴物，所以养阴，固宜食之……蔬有疏通之义焉。食之，则肠胃宣畅无壅滞之患。"这些思想不仅使食疗学、营养学思想得到深化，也大大推进了养生学的发展。

　　在药膳食疗多方面发展的今天，药膳食疗不仅可用于改善人的肢体不适，更可以用于预防和改善人情绪心理上的一些不适。如心情烦躁可以通过食用百合莲子粥得到缓解和治疗。因此日常生活中有针对性地进食，可以达到预防和治疗心意质疾病。

　　4）情志相胜法：五情相胜法有丰富的理论基础。《素问·阴阳应象大论》《素问·五运行大论》依据五脏主五志、应五行的理论，结合五行生克的规律，提出了五情相胜法的基本思想，即：怒伤肝，悲胜怒；喜伤心，恐胜喜；思伤脾，怒胜思；忧伤肺，喜胜忧；恐伤肾，思胜恐。肝志为怒，脾志为思，肝属木，脾属土，木能克土，故曰怒胜思。脾志为思，肾志为恐，脾属土，肾属水，土能克水，故曰思胜恐。肾志为恐，心志为喜，肾属水，心属火，水能克火，故曰恐胜喜。心志为喜，肺志为悲，心属火，肺属金，火能克金，故曰喜胜悲（忧）。肺志为悲，肝志为怒，肺属金，肝属木，金能克木，故曰悲胜怒。五情相胜法是古代情志相胜法中最常用的方法，历代医疗史中有许多情志相胜法的医案记载，甚至其应用遍及民间。金元医家张子和在《儒门事亲·九气感疾更相为治衍二十六》中提出："悲可以治怒，以怆恻苦楚之言感之；喜可以治悲，以谑浪亵狎之言娱之；恐可以治喜，以恐惧死亡之言怖之；怒可以治思，以污辱欺罔之言触之；思可以治恐，以虑彼志此之言夺之。凡此五者，必诡诈谲怪，无所不至，然后可以动人耳目，易人听视。若胸中无材器之人，亦不能用此五法也。"张子和对五情相胜法的阐发，以及书中载述的诸多临证医案，给后世医家以诸多启迪。如"余又尝以巫跃妓抵，以治人之悲结者。余又尝以针下之时便杂舞，忽笛鼓应之，以治人之忧而心痛者。余尝击拍门窗，使其声不绝，以治因惊而畏响，魂气飞扬者。余又尝治一妇人，久思而不眠，余假醉而不问，妇果呵怒，是夜困睡"等。后世医家对五情相胜法多有发挥，其中以金元四大家之一的朱丹溪的"活套法"和"多情连用法"最具特色。活套法将五情相胜充为七情胜制之法，并从五行母子相生的角度，增补了用"生我"者缓解其所生偏激情志的辅助治法，使情志相胜法在临床运用时更为灵活。其具体可概括为："怒伤于肝者……以恐解之，喜伤于心者……以怒解之，忧伤于肺者……以思解之，思伤于脾者……以喜解之，恐伤于肾者……以忧解之，惊伤于胆者……以恐解之，悲伤于心胞者……以怒解之"。多情联用法则扩大生克制化的思想，创立了多种情志制胜的以情胜情模式，以治疗情志疾病。朱丹溪提出："怒伤于肝者，为狂为痛，以忧胜之，以恐解之；喜伤于心者，为癫为痫，以恐胜之，以怒解之；忧伤于肺者，为病为癫，以喜胜之，以思解之；思伤于脾者，为痫为癫为狂，以怒胜之，以喜解之；恐伤于肾者，为癫为病，以思胜之，以忧解之；惊伤于胆者为癫，以忧胜之，以恐解之；悲伤于心胞者为癫，以恐胜之，以怒解之。"其"胜之"遵循了五行"相克"的原则，其"解之"体现了五行"相生"的规律，对后世有重要的借鉴意义。

就心质应用五情相胜法而言，阳刚、敏感质病位多在心，常伤于喜，当以恐、怒解之，如范进中举。阴柔、滞缓质病位多在脾，常伤于思，可以怒、喜解之，如文挚治齐闵王。外张、圆融、矛盾质病位多在于肝，常伤于怒，宜以悲、忧、恐解之，如明杨贲亨治内障患者。内敛质病位多在肾，可伤于恐，应以思、忧解之，如张子和治卫德新之妻。

（二）分型调养

1. 药食调养

（1）阳刚质：该类型人多为阳偏亢，常病在心，日常饮食中可增加清心火的药食，以预防或减缓疾病的发生发展。这些清心火的药食也常常以药膳、药酒、药茶等形式出现。

①药膳：猪油炒苦瓜，源于《随息居饮食谱》。

组成：苦瓜250g，猪油、葱、姜、盐各适量。

制作与用法：苦瓜洗净，剖成两片，去内瓤切成丝；烧热锅，放猪油烧至油9成热时，将苦瓜倒入，加葱姜盐爆炒至熟即成。

功用：清心火。其中，苦瓜味苦性寒，《本草纲目》认为苦瓜"味苦无毒，除邪热，解疲劳清心明目"。本品虽带苦味，但不涩口。猪油为甘凉之品，有补虚润燥、祛风通便之功，以此炒食苦瓜可增添菜的风味。本膳脾胃虚寒便溏者不宜食。

②药酒：竹叶酒，源于《本草纲目》。

组成：鲜淡竹叶 1000g，糯米 2000g，酒曲适量。

制作与用法：竹叶加水煎煮，滤取药汁；糯米加水蒸制成饭，待稍冷，与药汁混匀，拌入酒曲，装入酒坛，等发酵成酒酿后即可食用；每日 2 次，每次 20mL。

功用：清心降火。竹叶甘淡寒，归心、胃、小肠经，可清热除烦，利尿。《药品化义》说："竹叶清香透心，微苦凉热，气味俱清。"《黄帝内经》曰："治温以清，专清心气，味淡利窍，使心经热血分解。"

③药茶：一味莲心茶，源于《食性本草》。

组成：莲子心 3~5g。

制作与用法：莲子心放入杯中，沸水泡焖 15 分钟；代茶频饮。

功用：清心，去热，固精。莲子心，苦寒，专入心经。《本草纲目》谓本品"清心去热"。对于可能由心火亢盛引发的发热、烦躁、不寐等症有一定的预防作用。

（2）阴柔质：此类型人肾脏功能易失调，易感受外邪，饮食生冷或情志低落可导致心脾两脏的功能受损。平时应在饮食中增加健脾益气类药食，结合此类药食特性，多制成药膳、药酒、药粥等。

①药膳：鲫鱼羹，源于《食医心鉴》。

组成：鲫鱼 250g，淡豆豉、胡椒粉、荜萝粉、橘皮粉、干姜粉各适量，姜、葱、蒜、酱油、料酒、精盐各少许，素油少许，素油 15g，花椒少许。

制作与用法：将鲫鱼去鳞、去肠肚，片去外皮，剔去骨刺，放清水中洗净，再用刀背将鱼砸成茸，用水将鱼茸调成糊状；锅内放水及豆豉烧开，将鱼茸倒入再烧开，然后用文火煮 5 分钟，放入胡椒粉、干姜粉、橘皮粉及葱姜蒜末、酱油料酒、精盐再烧开；将素油放在另一锅内加花椒烧开，去花椒将油泼在鱼羹上即可；分餐食用。

功用：益气健脾。鲫鱼补中益气，橘皮、干姜温中理气，淡豆豉解郁除烦，又适合脾胃气虚者服用。

②药酒：术酒，源于《普济方》。

组成：白术 200g，上好白酒 700g。

制作与用法：将白术弄碎，置砂锅中，加水 600mL，煮取 300mL，置于净器中，再倒入白酒搅匀，加盖密封置阴凉处，经 7 天后开封，用纱布过滤备饮。每日 3 次，适量饮。

功用：健脾益气。白术甘苦而温，专入脾胃功能健脾燥湿。《本草崇原》曰："凡欲补脾，则用白术。"《本草通玄》曰："补脾胃之药，更无出其右者。"被誉为"补脾气第一要药"。本品以白术一味制酒专治脾胃气虚之证。因其性燥，故阴虚火旺，津少口渴者忌用，也不可与桃李、雀肉同食。

③药粥：参苓粥，源于《圣济总录》。

组成：人参10g，白茯苓（去黑皮）10g，粳米100g，生姜10g，食盐少许。

制作与用法：人参、白茯苓、生姜水煎、去渣、取汁；将粳米下入药汁内煮作粥，临熟时加入少许食盐，搅匀；空腹食用。

功用：健脾益气补虚。人参益气健脾，茯苓功能健脾渗湿，宁心安神，药性平和，既能扶正，又能祛邪，辅助人参益气补虚。方中生姜能刺激胃液分泌，促进消化，增强脾胃运化功能。

（3）内敛质：此类人常因情志或外部环境等因素而导致肝郁血虚，平素宜进食养血疏肝之品，药膳、药酒、药茶尤佳。

①药膳：玄参炖猪肝，源于《济急仙方》。

组成：玄参15g，猪肝500g，菜油、葱、生姜、酱油、白糖黄酒、水豆粉适量。

制作与用法：猪肝洗净，与玄参同入锅内，加水适量，煮1小时，捞出猪肝，切成小片备用。锅内放菜油，入葱、姜，稍炒一下，再放入猪肝片中。酱油、白糖、料酒少许，兑加原汤少许，收汁，勾入水豆粉（汤汁明透）。将汤汁倒入猪肝片中，拌匀即成。佐餐食。

功用：养阴补肝。猪肝能补肝养血，明目。玄参有清热养阴的功效。二味合用共奏补肝滋阴之功，尤适用于肝阴虚患者。有人认为，猪肝不宜与含维生素C的食物搭配，因猪肝中含丰富铜铁元素，能使维生素C氧化为脱氢抗坏血酸而失去原来的功能。故烹制猪肝类膳食不宜配番茄、辣椒等富含维生素C的蔬菜。

②药酒：鸡子阿胶酒，源于《永乐大典》。

组成：鸡子黄4枚，阿胶40g，青盐适量，米酒500g（如无米酒，黄酒亦可）。

制作与用法：鸡蛋去壳，去清取黄；米酒倒入坛里，置文火上煮沸，下入阿胶，化尽后入鸡子黄青盐，拌匀，再煮数沸即离火，待冷后贮入净器中即成；每日早晚各1次，每次随量温饮。

功用：补虚养血滋阴润燥，止血息风。鸡子黄即蛋黄，性味甘平，能滋阴养血，润燥息风。阿胶甘平为血肉有情之品，药性滋腻，补益力佳，能补血止血。《日华子本草》谓青盐"助水脏，益精气"，并能治尿血、吐血齿舌出血等症。酒可引药入血，并能助药力。诸品合用，适宜于体虚血亏、失血等证。

③药茶：红枣桂花茶，源于《中国食疗大全》。

组成：大红枣100g，糖桂花3g，茶叶10g，白糖30g。

制作与用法：红枣洗净，加1000mL水，煎煮至红枣熟烂，再加入茶叶、白糖、桂花，待沸后即可服用；饮汤食枣肉。

功用：养血顺气，健脾和胃。本茶以大枣为主，宜选肥大甘美者。名医李杲说其"温以补脾经不足，甘以缓阴血，和阴阳，调营卫，生津液"。药理研究发现红枣有促进白细胞生成、降低血清胆固醇、升高血清的蛋白、保肝等作用。《中国药植图鉴》明确指出，大枣能治过敏性紫斑病、贫血及高血压。桂花其味芳香，可增茶之风味，又有温中暖胃之功。大枣甘而能助湿，食之不当可致脘闷纳呆，故湿盛、食积等证患者不宜饮用本品。

（4）外张质：此类型易受外邪或情志等因素干扰，致肝阳上亢，故日常可加少量平抑肝阳类药食入茶、粥中。

①药茶：夏枯草茶，源于《本草纲目》。

组成：夏枯草 30g。

制作与用法：夏枯草制成粗末，放入杯中，沸水冲泡，焖 15 分钟；代茶饮。

功用：清肝泻火，解散郁结。夏枯草辛苦而寒，入肝胆经，是清热药中善清肝火之品，为治肝火所致头痛头晕、目赤疼痛的要药，又有散郁郁结、降血压的作用。

②药粥：芹菜粥，源于《本草纲目》。

组成：芹菜连根 120g，粳米 250g，盐味精少许。

制作与用法：将芹菜洗净，切成 6 分长的段，粳米淘净；芹菜、粳米放入锅内，加水适量，用武火烧沸，转用文火炖至米烂成粥，再入盐味精搅匀即成；每日 2 次，做早、晚餐食用。

功用：清肝。芹菜有水芹、旱芹之分，入药以旱芹为主，又称药芹或香芹。其性味甘苦而凉，具有平肝清热祛风利湿的功效。据药理研究，芹菜有降血压、降血脂、安定中枢神经、抗惊厥等作用。对于高血压动脉硬化、神经衰弱的中老年患者，常食本品有益。经常齿衄咽痛、便秘、内火盛者也宜食之。但脾胃虚寒、慢性泄泻者不可多服。

（5）敏感质：此类型易见肝肾阴虚，平素需多进食养肝益肾的药膳、药酒、药茶，以达预防保健之效。

①药膳：羊蜜膏，源于《饮膳正要》。

组成：生地黄汁 200g，熟羊脂、熟羊髓、白蜂蜜各 250g，生姜汁 25g。

制作与用法：将锅置武火上，倒入熟羊脂熬开，先后分别下熟羊髓、白蜂蜜、地黄汁生姜汁，依次逐个烧开，并不断搅拌；改用文火煎熬，至膏呈黏状时停火，稍晾后，盛入瓷罐中备用；每天空腹温酒冲服 1 汤匙，也可做成粥食。

功用：补髓填精。生地黄汁甘寒，有滋阴生津、凉血清热之功。羊脂、羊髓为补虚益精之品。《药品化义》载蜂蜜：味甘主补，滋养五脏。方中姜汁为调味、开胃之用。本膳不仅能治肾精亏损、贫血，还能治肺痿、咳嗽、骨蒸劳热。

②药酒：龟胶酒，源于《本草汇言》。

组成：龟板胶 100g，黄酒 1000mL。

制作与用法：将龟板胶、黄酒置于锅中，用文火煮至龟板胶溶化即成；每日 1～2 次，每次 10mL。

功用：滋阴益肾，补血止血。龟板胶咸甘而平，《本草蒙筌》述其"专补阴衰善滋肾损"，《本草汇言》说它"主阴虚不足，发热口渴咳咯血痰……凡一切阴虚血虚之证"。昔人以其为纯阴之药，能通任脉，滋阴力强，且益肾健骨，兼有补血止血之效，作用广泛。

③药茶：杞味茶，源于《摄生众妙方》。

组成：枸杞子20~30g，五味子10g。

制作与用法：将上药放入容器中，沸水泡焖6~8小时；代茶频饮。

功用：滋补肝肾之阴。枸杞子甘平，柔润多液，能入肝肾。《药性论》载："能补益精诸不足，易颜色，变白，明目，安神。"五味子能益肾固精。两味合用，能补肝肾之阴。亦可作保健饮品常服。

（6）滞缓质：该类型多有瘀血，在日常饮食中宜侧重理气活血，而理气活血类药食又由于食材做法等限制，常以药酒为用。

红花山楂药酒，来源于《中国分科食疗大全》。

组成：红花50g，山楂片300g，白酒500mL。

用法：将二味浸入酒中，1周后即可；每日3次，适量饮。

功用：理气活血。红花活血化瘀，山楂理气化瘀，浸于白酒之中，更增其理气化瘀之效。

（7）矛盾质

离属丁火。该类型心火偏亢、心阴不足，宜平素多食清心火养心阴的食材药材。由于这些药食的某些特性，药膳食疗中的药酒、药茶形式多为群众所接受。

①春寿酒，源于《养生四要》。

组成：天冬、麦冬、熟地、生地、山药、莲肉、红枣各30g，白酒1500g。

制作与用法：上药切成小块，与白酒共置容器中，密封浸泡15日，每日震摇1次；每日早晚各1次，每次30mL。

功用：滋阴养心。酒中天冬、麦冬、熟地黄、生地黄均是养阴佳品，山药、莲肉、红枣健脾、补肾、养心，诸药合用，为清补之方。《诗经》有言："为此春酒，以介眉寿。"故取"春寿"为酒名。

②药茶：生地石膏茶，源于《千家妙方》。

组成：生地黄30g，石膏60g（打碎）。

制作与用法：两药加水煎煮取汁；每日1剂，代茶饮。

功用：滋阴清热。生地黄功能滋阴养血，热病伤阴，津少口渴者常用之且有降血糖作用。石膏辛甘而大寒，为清热泻火之要药。两药配伍，相得益彰，既养阴又清热，作辅助治疗之品甚宜。

（8）圆融质：在劳累、进食生冷或思虑过度后，易出现肾阳、肾精亏虚的情况，宜在饮食茶粥中增加益肾填精之品。

①药膳虾米饭，源于《中医食疗大全》。

组成：虾米100克，火腿50克，粳米250克，精盐味精适量。

制作与用法：①火腿洗净，切成小丁；虾米、粳米洗净。②把虾米、火腿丁、粳米一同放入锅内，加清水盐味精拌匀后煮成饭即可。③随意食。

功用：补阳，益肾，强精，通乳。虾米甘温，营养丰富，味道鲜美有助阳之功火腿咸；功能健脾开胃，补肾生津，益气血。粳米益气养五脏。三品合煮成饭，鲜香味美，肾虚（尤其是肾阳虚）体弱者用之甚佳。常人食用则增强体质，调剂口味。

②药茶：苁蓉茶，源于《现代医食》。

组成：肉苁蓉3g，黑枣4个，桂圆肉4个，莲子心3颗。

制作与用法：上药放入杯内，用开水冲泡，加盖焖片刻即可；每日1剂，代茶饮。

功用：补肾助阳，益气健脾，养血安神。肉苁蓉甘咸而温，入肾经，功能补肾助阳，又益精血，其性柔润，补而不峻；黑枣、桂圆肉可以健脾胃，补气血；莲心则清心安神。数药相配，既能助阳，又可益气血，且能安神，对中老年脾肾阳虚之人颇为适宜。

③药粥：神仙粥，源于《敦煌卷子》。

组成：山药30g，芡实30g，韭菜30g，粳米100g。

制作与用法：韭菜切成细末；芡实煮熟去壳，捣碎；将山药捣碎后，一同与粳米相和，慢火煮成粥；空腹食，食后饮少许热酒，效果更佳。

功用：壮阳补虚，益气强志。方中山药养肺健脾益肾；芡实补肾固精，健脾，止涩，功与山药相似。然山药之补强于芡实，而芡实止涩胜过山药。两药常相配伍。韭菜辛温，《本草拾遗》谓："温中下气，补虚，调和脏腑，令人能食益阳。"与上二味相合，可奏壮阳补虚之功，对脾肾阳虚者较为适宜。

2. 音乐调养

在聆听中让曲调与情志、脏腑之气产生共鸣，能达到鼓动血脉、通畅精神的作用。无论对心灵质的提高、心识质的塑造，还是心意质的稳定都具有不可替代的作用。下面，根据阴阳理论并结合不同心质群体给予推荐古曲，在临床上可根据患者不同喜好再加以选择。

分型	曲目	调式	意境	功效
阳刚	雨后彩虹	徵调	雨后爽洁 彩虹明丽	清心养阴 安神定志
敏感	冰雪寒天	羽调	冰雪清寒 天地纯净	清心降火 滋肾定志

续表

分型	曲目	调式	意境	功效
阴柔	黄庭骄阳	宫调	骄阳似火 湿气尽消	温中健脾 升阳益气
滞缓	阳春古曲	宫调	生气勃勃 活泼有力	活血祛瘀 宁心安神
外张	碧叶烟云	角调	春风清寒 绿叶青翠	清肝泻火 平肝潜阳
圆融	秋风清露	商调	秋月清朗 清露寒爽	滋阴清热 润肺生津
矛盾	玄天暖风	角调	阳光明媚 万物葱荣	补益肝气 散寒解郁
内敛	伏阳朗照	羽调	阳光温暖 寒中见暖	温补肾阳 固精益气

（1）阳刚质：阳刚质人多见面赤生火、口干、多梦易醒、焦虑、烦闷的症状，可选用《塞上曲》《二泉映月》《秋思》《甘州歌》《雁落平沙》等乐曲，这些音乐哀怨惆怅，凄楚缠绵，具有很强的艺术感染力。《塞上曲》在弹奏上强调左手的推、拉、吟、揉及擞音、带起等技法，使旋律更显得委婉柔美。有清心养阴之意。

（2）阴柔质：阴柔质人多为痰湿之人，可选用《金蛇狂舞》《霸王卸甲》《十面埋伏》《赛马》《八骏马》《瑶族舞曲》等曲目，这些节奏稍快、活泼、有力、使人情绪兴奋的乐曲，可以达到对消化和代谢作用的双向调节。如《霸王卸甲》从一开始就渲染了悲剧性的气氛，曲中通过“楚歌”“别姬”表现了凄切与悲伤，曲子绵绵不绝、凄凉悲切，旋律渐强渐弱，如诉如泣的情境可益脾气，脾气健运则湿气尽除。

（3）内敛质：内敛质人可选用《百鸟朝凤》《空山鸟语》《听松》等，这些结构严谨、旋律流畅的曲目，可调达气机，使气沉丹田，养神益肾。如《听松》旋律酣畅，一气呵成，速度、节奏、力度都倏忽多变，听后心情通畅，心平气和。

（4）外张质：外张质人，此类人性情火爆，遇事易急躁，做事粗疏，容易发怒，可给予有商调式或悲伤色彩较浓的音乐聆听，如《小胡笳》《江河水》《汉宫秋月》《双声恨》《病中吟》等，这些乐曲，以悲情见长，凄切感人，有良好的制约愤怒和稳定血压作用，比其他类型音乐效果显著。

（5）敏感质：敏感质人多为阴虚阳亢，可以选择羽调的水乐，如《二泉映月》《寒江残雪》《平沙落雁》《潇湘水云》《小河淌水》等。这些乐曲有柔和、清润的特点，能导引精气，滋阴潜阳。有时候，根据具体心理特点，投其所好，安排一些欢乐愉快类型的乐曲，如《花好月圆》《喜洋洋》《瑶族舞曲》《喜相逢》《鸟投林》等，或升发调畅类型的音乐，如《光明行》《霸王卸甲》《战台风》《赛龙夺锦》等，使患者进入情绪状态，或温厚、中和类型的音乐，如《梅花三弄》《阳春白雪》《霓裳曲》《满庭芳》《忆多娇》等，使得患者的愤怒情绪顺势转移、宣泄或得到抚慰，再以悲调乐曲施之，则亢阳兴奋的状态得到化解，气血回复平衡，心中平和自然显现。

（6）滞缓质：滞缓质人可选用《梅花三弄》《春江花月夜》《月儿高》等乐曲。如《梅花三弄》歌颂了梅花洁白、芳香、耐寒的节操，旋律典雅优美，听后会感到轻松、舒服、愉快，可使气血的运动变化协调，阳气宣通，血脉运行正常，这样节奏明快的乐曲可以活血化瘀与振奋阳气。

（7）矛盾质：矛盾质人情志易抑郁，舒展、明快的音乐比较适宜这类人。旋律酣畅、生机勃勃的乐曲都可适当选用，如《春晖曲》《鲜花调》《满庭芳》等。《春晖曲》旋律优美，《鲜花调》曲调清幽细腻，都是以丝竹乐的方式表现江南春天来到时的诗情画意和鲜花的千姿百态，听后使人情绪欢愉。

（8）圆融质：圆融质人感情易波动，可选和声简单、音声和谐旋律变化跳跃软小、缓慢轻悠的乐曲，如《摇篮曲》《春江花月夜》《姑苏行》等。宜选择以二胡、箫为主的音色比较好。如《春江花月夜》极其优美典雅，描写了江上月下、水天一色、渔歌悠然、渔人晚归的景象，听后有一种夜阑人静、心旷神怡的感觉。

3. 心质香灸

（1）阳刚质：此类人的躯体症状多有心中烦热、怔忡心悸，精神时有亢奋，睡眠较差，多梦，口舌易生疮，常口干口渴，咽喉肿痛，小便红赤，或有小便疼痛，大便偏干。

心质乾型见有风湿性关节炎、类风湿性关节炎、强直性脊柱炎、肩周炎、颈椎病、腰肌劳损、关节痛、神经痛、腰腿痛、骨质增生、椎间盘突出、脊椎损伤、骨坏死、陈旧性损伤、风湿骨病等均可用心质香灸（乾型心质1号）调理。

心质乾型见有痛经、月经不调、带下病、阴道炎、宫颈炎、宫颈糜烂、慢性附件炎、盆腔炎、膀胱炎、尿路感染等均可用心质香灸（乾型心质2号）调理。

心质乾型见有以下症状：①各种原因引起的阳痿早泄，梦遗滑精，性欲冷淡，精神萎靡，体虚乏力，腰膝酸痛，肾虚耳鸣；②慢性疲劳综合征：症见疲劳感、肌肉酸痛、失眠多梦、精神抑郁、焦虑、肌肉无力、劳累后疲乏时间延长、手足肌肉僵直、食欲不振、厌食；③男性更年期综合征：症见头晕健忘、心悸不安、烦躁易怒、多疑、工作能力下降、注意力不集中等。均可用心质香灸（乾型心质3号）调理。

心质乾型见有早期肝硬化、脂肪肝、酒精肝、其肝、脾功能亢进；各种原因引起的慢性肝弥漫性损害、肝脾肿大等均可用心质香灸（乾型心质4号）调理。

心质乾型见有浅表性胃炎、糜烂性胃炎、充血性胃炎、萎缩性胃炎、胆汁反流性胃炎、胃窦炎、幽门螺杆菌性胃炎、胃黏膜脱垂、胃神经官能症、功能性消化不良、胃管溃疡、胃及十二指肠球部溃疡等均可用心质香灸（乾型心质5号）调理。

心质乾型见有慢性支气管炎、喘息性支气管炎、支气管哮喘、支气管扩张、肺气肿以及风寒感冒或受寒后咳嗽、痰多、气喘等均可用心质香灸（乾型心质6号）调理。

心质乾型见有子宫肌瘤、卵巢囊肿、子宫内膜异位症、子宫肌腺病、甲状腺瘤、脂肪瘤、乳腺增生、乳腺纤维瘤及其他良性肿瘤和无名肿块等均可用心质香灸（乾型心质7号）调理。

心质乾型见有习惯性便秘，长期口服泻药导致的便秘、老年虚证便秘、常年卧床导致的便秘等均可用心质香灸（乾型心质8号）调理。

（2）阴柔质：此类人的躯体症状为易腹部胀满，胸闷不舒，口黏泛恶，脘闷嗳气，食少纳呆，或见面色无华，头目眩晕，心悸，或善忘，嗜卧，小便不多，大便不实，黏滞不爽，易肥胖，且面色黄胖而暗，面部皮肤油脂分泌较多，多汗且黏，眼胞微浮。

心质坤型见有风湿性关节炎、类风湿性关节炎、强直性脊柱炎、肩周炎、颈椎病、腰肌劳损、关节痛、神经痛、腰腿痛、骨质增生、椎间盘突出、脊椎损伤、骨坏死、陈旧性损伤、风湿骨病等均可用心质香灸（坤型心质1号）调理。

心质坤型见有痛经、月经不调、带下病、阴道炎、宫颈炎、宫颈糜烂、慢性附件炎、盆腔炎、膀胱炎、尿路感染等均可用心质香灸（坤型心质2号）调理。

心质坤型见有以下症状：①各种原因引起的阳痿早泄，梦遗滑精，性欲冷淡，精神萎靡，体虚乏力，腰膝酸痛，肾虚耳鸣。②慢性疲劳综合征：症见疲劳感，肌肉酸痛，失眠多梦，精神抑郁，焦虑，肌肉无力，劳累后疲乏时间延长，手足肌肉僵直，食欲不振，厌食。③男性更年期综合征：症见头晕健忘，心悸不安，烦躁易怒，多疑，工作能力下降，注意力不集中等。均可用心质香灸（坤型心质3号）调理。

心质坤型见有早期肝硬化、脂肪肝、酒精肝、其肝、脾功能亢进，各种原因引起的慢性肝弥漫性损害、肝脾肿大等均可用心质香灸（坤型心质4号）调理。

心质坤型见有浅表性胃炎、糜烂性胃炎、充血性胃炎、萎缩性胃炎、胆汁反流性胃炎、胃窦炎、幽门螺杆菌性胃炎、胃黏膜脱垂、胃神经官能症、功能性消化不良、胃管溃疡、胃及十二指肠球部溃疡等均可用心质香灸（坤型心质5号）调理。

心质坤型见有慢性支气管炎、喘息性支气管炎、支气管哮喘、支气管扩张、肺气肿以及风寒感冒或受寒后咳嗽、痰多、气喘等均可用心质香灸（坤型心质6号）调理。

心质坤型见有子宫肌瘤、卵巢囊肿、子宫内膜异位症、子宫肌腺病、甲状腺瘤、脂肪瘤、乳腺增生、乳腺纤维瘤及其他良性肿瘤和无名肿块等均可用心质香灸（坤型心质7号）调理。

心质坤型见有习惯性便秘、长期口服泻药导致的便秘、老年虚证便秘、常年卧床导致的便秘等均可用心质香灸（坤型心质8号）调理。

（3）内敛质：此类人的躯体症状有易头晕眼花，疲倦乏力，或可出现肢体麻木（持续时间较短），眼神黯淡，无光泽，视力逐渐减退，多有夜盲，情绪低落，郁郁寡欢，善太息（自觉长叹后心情舒畅）睡眠不佳，记忆力减退，无兴趣爱好，精力下降，咽部异物感，咳之不出，咽之不下，胸胁、少腹胀满不适。妇女可见乳房胀痛，月经不调，多与纳食不馨、情绪变化有关。

心质兑型见有风湿性关节炎、类风湿性关节炎、强直性脊柱炎、肩周炎、颈椎病、腰肌劳损、关节痛、神经痛、腰腿痛、骨质增生、椎间盘突出、脊椎损伤、骨坏死、陈旧性损伤、风湿骨病等均可用心质香灸（巽型心质1号）调理。

心质兑型见有痛经、月经不调、带下病、阴道炎、宫颈炎、宫颈糜烂、慢性附件炎、盆腔炎、膀胱炎、尿路感染等均可用心质香灸（巽型心质2号）调理。

心质兑型见有以下症状：①各种原因引起的阳痿早泄，梦遗滑精，性欲冷淡，精神萎靡，体虚乏力，腰膝酸痛，肾虚耳鸣。②慢性疲劳综合征：症见疲劳感、肌肉酸痛、失眠多梦、精神抑郁、焦虑、肌肉无力、劳累后疲乏时间延长、手足肌肉僵直、食欲不振、厌食。③男性更年期综合征：症见头晕健忘、心悸不安、烦躁易怒、多疑、工作能力下降、注意力不集中等。均可用心质香灸（兑型心质3号）调理。

心质兑型见有早期肝硬化、脂肪肝、酒精肝、肝功能亢进、脾功能亢进；各种原因引起的慢性肝弥漫性损害、肝脾肿大等均可用心质香灸（兑型心质4号）调理。

心质兑型见有浅表性胃炎、糜烂性胃炎、充血性胃炎、萎缩性胃炎、胆汁反流性胃炎、胃窦炎、幽门螺杆菌性胃炎、胃黏膜脱垂、胃神经官能症、功能性消化不良、胃管溃疡、胃及十二指肠球部溃疡等均可用心质香灸（兑型心质5号）调理。

心质兑型见有慢性支气管炎、喘息性支气管炎、支气管哮喘、支气管扩张、肺气肿以及风寒感冒或受寒后咳嗽、痰多、气喘等均可用心质香灸（兑型心质6号）调理。

心质兑型见有子宫肌瘤、卵巢囊肿、子宫内膜异位症、子宫肌腺病、甲状腺瘤、脂肪瘤、乳腺增生、乳腺纤维瘤及其他良性肿瘤和无名肿块等均可用心质香灸（兑型心质7号）调理。

心质兑型见有习惯性便秘、长期口服泻药导致的便秘、老年虚证便秘、常年卧床导致的便秘等均可用心质香灸（兑型心质8号）调理。

（4）外张质：此类人的躯体症状有易头晕、头痛、眉棱骨会有压痛，时有胸胁胀痛或窜痛，情志易怒，偶有耳鸣，心烦，睡眠质量不佳，两目干涩，时有咳痰不爽，晨起偶有口苦咽干，小便短黄，大便易干燥。

心质震型见有风湿性关节炎、类风湿性关节炎、强直性脊柱炎、肩周炎、颈椎病、腰肌劳损、关节痛、神经痛、腰腿痛、骨质增生、椎间盘突出、脊椎损伤、骨坏死、陈旧性损伤、风湿骨病等均可用心质香灸（震型心质1号）调理。

心质震型见有痛经、月经不调、带下病、阴道炎、宫颈炎、宫颈糜烂、慢性附件炎、盆腔炎、膀胱炎、尿路感染等均可用心质香灸（震型心质2号）调理。

心质震型见有以下症状：①各种原因引起的阳痿早泄，梦遗滑精，性欲冷淡，精神萎靡，体虚乏力，腰膝酸痛，肾虚耳鸣。②慢性疲劳综合征：症见疲劳感，肌肉酸痛，失眠多梦，精神抑郁，焦虑，肌肉无力，劳累后疲乏时间延长，手足肌肉僵直，食欲不振，厌食。③男性更年期综合征：症见头晕健忘，心悸不安，烦躁易怒，多疑，工作能力下降，注意力不集中等均可用心质香灸（震型心质3号）调理。

心质震型见有早期肝硬化、脂肪肝、酒精肝、其肝、脾功能亢进；各种原因引起的慢性肝弥漫性损害、肝脾肿大等均可用心质香灸（震型心质4号）调理。

心质震型见有浅表性胃炎、糜烂性胃炎、充血性胃炎、萎缩性胃炎、胆汁反流性胃炎、胃窦炎、幽门螺杆菌性胃炎、胃黏膜脱垂、胃神经官能症、功能性消化不良、胃管溃疡、胃及十二指肠球部溃疡等均可用心质香灸（震型心质5号）调理。

心质震型见有慢性支气管炎、喘息性支气管炎、支气管哮喘、支气管扩张、肺气肿以及风寒感冒或受寒后咳嗽、痰多、气喘等均可用心质香灸（震型心质6号）调理。

心质震型见有子宫肌瘤、卵巢囊肿、子宫内膜异位症、子宫肌腺病、甲状腺瘤、脂肪瘤、乳腺增生、乳腺纤维瘤及其他良性肿瘤和无名肿块等均可用心质香灸（震型心质7号）调理。

心质震型见有习惯性便秘、长期口服泻药导致的便秘、老年虚证便秘、常年卧床导致的便秘等均可用心质香灸（震型心质8号）调理。

（5）敏感质：此类人的躯体症状有入睡困难，睡眠质量差，记忆力下降，或有男子梦遗、女子梦交，心烦心悸，或有头晕耳鸣，腰膝酸软，五心烦热，咽干，声音嘶哑，小便红赤，大便偏干。

心质巽型见有风湿性关节炎、类风湿性关节炎、强直性脊柱炎、肩周炎、颈椎病、腰肌劳损、关节痛、神经痛、腰腿痛、骨质增生、椎间盘突出、脊椎损伤、骨坏死、陈旧性损伤、风湿骨病等均可用心质香灸（巽型心质1号）调理。

心质巽型见有痛经、月经不调、带下病、阴道炎、宫颈炎、宫颈糜烂、慢性附件炎、盆腔炎、膀胱炎、尿路感染等均可用心质香灸（巽型心质2号）调理。

心质巽型见有以下症状：①各种原因引起的阳痿早泄，梦遗滑精，性欲冷淡，精神萎靡，体虚乏力，腰膝酸痛，肾虚耳鸣。②慢性疲劳综合征：症见疲劳感，肌肉酸痛，失眠多梦，精神抑郁，焦虑，肌肉无力，劳累后疲乏时间延长，手足肌肉僵直，食欲不振，厌食。③男性更年期综合征：症见头晕健忘，心悸不安，烦躁易怒，多疑，工作能力下降，注意力不集中等均可用心质香灸（巽型心质3号）调理。

心质巽型见有早期肝硬化、脂肪肝、酒精肝、肝功能亢进、脾功能亢进，各种原因引起的慢性肝弥漫性损害、肝脾肿大等均可用心质香灸（巽型心质4号）调理。

心质巽型见有浅表性胃炎、糜烂性胃炎、充血性胃炎、萎缩性胃炎、胆汁反流性胃炎、胃窦炎、幽门螺杆菌性胃炎、胃黏膜脱垂、胃神经官能症、功能性消化不良、胃管溃疡、胃及十二指肠球部溃疡等均可用心质香灸（巽型心质 5 号）调理。

心质巽型见有慢性支气管炎、喘息性支气管炎、支气管哮喘、支气管扩张、肺气肿以及风寒感冒或受寒后咳嗽、痰多、气喘等均可用心质香灸（巽型心质 6 号）调理。

心质巽型见有子宫肌瘤、卵巢囊肿、子宫内膜异位症、子宫肌腺病、甲状腺瘤、脂肪瘤、乳腺增生、乳腺纤维瘤及其他良性肿瘤和无名肿块等均可用心质香灸（巽型心质 7 号）调理。

心质巽型见有习惯性便秘、长期口服泻药导致的便秘、老年虚证便秘、常年卧床导致的便秘等均可用心质香灸（巽型心质 8 号）调理。

（6）滞缓质：此类人的躯体症状有面色晦暗少光泽、坐卧不安、目眩、低热、健忘失眠、多梦、肌肤甲错，或头部刺痛，或胸胁疼痛，小便清长，大便色黑。

心质艮型见有风湿性关节炎、类风湿性关节炎、强直性脊柱炎、肩周炎、颈椎病、腰肌劳损、关节痛、神经痛、腰腿痛、骨质增生、椎间盘突出、脊椎损伤、骨坏死、陈旧性损伤、风湿骨病等均可用心质香灸（艮型心质 1 号）调理。

心质艮型见有痛经、月经不调、带下病、阴道炎、宫颈炎、宫颈糜烂、慢性附件炎、盆腔炎、膀胱炎、尿路感染等均可用心质香灸（艮型心质 2 号）调理。

心质艮型见有以下症状：①各种原因引起的阳痿早泄，梦遗滑精，性欲冷淡，精神萎靡，体虚乏力，腰膝酸痛，肾虚耳鸣。②慢性疲劳综合征：症见疲劳感，肌肉酸痛，失眠多梦，精神抑郁，焦虑，肌肉无力，劳累后疲乏时间延长，手足肌肉僵直，食欲不振，厌食。③男性更年期综合征：症见头晕健忘，心悸不安，烦躁易怒，多疑，工作能力下降，注意力不集中等均可用心质香灸（艮型心质 3 号）调理。

心质艮型见有早期肝硬化、脂肪肝、酒精肝、肝功能亢进、脾功能亢进，各种原因引起的慢性肝弥漫性损害、肝脾肿大等均可用心质香灸（艮型心质 4 号）调理。

心质艮型见有浅表性胃炎、糜烂性胃炎、充血性胃炎、萎缩性胃炎、胆汁反流性胃炎、胃窦炎、幽门螺杆菌性胃炎、胃黏膜脱垂、胃神经官能症、功能性消化不良、胃管溃疡、胃及十二指肠球部溃疡等均可用心质香灸（艮型心质 5 号）调理。

心质艮型见有慢性支气管炎、喘息性支气管炎、支气管哮喘、支气管扩张、肺气肿以及风寒感冒或受寒后咳嗽、痰多、气喘等均可用心质香灸（艮型心质 6 号）调理。

心质艮型见有子宫肌瘤、卵巢囊肿、子宫内膜异位症、子宫肌腺病、甲状腺瘤、脂肪瘤、乳腺增生、乳腺纤维瘤及其他良性肿瘤和无名肿块等均可用心质香灸（艮型心质 7 号）调理。

心质艮型见有习惯性便秘、长期口服泻药导致的便秘、老年虚证便秘、常年卧床导致的便秘等均可用心质香灸（艮型心质 8 号）调理。

（7）矛盾质：此类人的躯体症状有健忘多梦，或虚烦失眠，遇事难记，善忘，难以回忆，头晕目眩，时有心悸、腰膝酸软，或多梦遗精，耳鸣头晕，潮热盗汗，手足心热，两颧潮红，口干，或口舌糜烂，时有干咳无痰，或痰少而黏，胃脘嘈杂，饥不欲食，甚则视力减退。

心质离型见有风湿性关节炎、类风湿性关节炎、强直性脊柱炎、肩周炎、颈椎病、腰肌劳损、关节痛、神经痛、腰腿痛、骨质增生、椎间盘突出、脊椎损伤、骨坏死、陈旧性损伤、风湿骨病等均可用心质香灸（离型心质1号）调理。

心质离型见有痛经、月经不调、带下病、阴道炎、宫颈炎、宫颈糜烂、慢性附件炎、盆腔炎、膀胱炎、尿路感染等均可用心质香灸（离型心质2号）调理。

心质离型见有以下症状：①各种原因引起的阳痿早泄，梦遗滑精，性欲冷淡，精神萎靡，体虚乏力，腰膝酸痛，肾虚耳鸣。②慢性疲劳综合征：症见疲劳感，肌肉酸痛，失眠多梦，精神抑郁，焦虑，肌肉无力，劳累后疲乏时间延长，手足肌肉僵直，食欲不振，厌食。③男性更年期综合征：症见头晕健忘，心悸不安，烦躁易怒，多疑，工作能力下降，注意力不集中等均可用心质香灸（离型心质3号）调理。

心质离型见有早期肝硬化、脂肪肝、酒精肝、肝功能亢进、脾功能亢进，各种原因引起的慢性肝弥漫性损害、肝脾肿大等均可用心质香灸（离型心质4号）调理。

心质离型见有浅表性胃炎、糜烂性胃炎、充血性胃炎、萎缩性胃炎、胆汁反流性胃炎、胃窦炎、幽门螺杆菌性胃炎、胃黏膜脱垂、胃神经官能症、功能性消化不良、胃管溃疡、胃及十二指肠球部溃疡等均可用心质香灸（离型心质5号）调理。

心质离型见有慢性支气管炎、喘息性支气管炎、支气管哮喘、支气管扩张、肺气肿以及风寒感冒或受寒后咳嗽、痰多、气喘等均可用心质香灸（离型心质6号）调理。

心质离型见有子宫肌瘤、卵巢囊肿、子宫内膜异位症、子宫肌腺病、甲状腺瘤、脂肪瘤、乳腺增生、乳腺纤维瘤及其他良性肿瘤和无名肿块等均可用心质香灸（离型心质7号）调理。

心质离型见有习惯性便秘、长期口服泻药导致的便秘、老年虚证便秘、常年卧床导致的便秘等均可用心质香灸（离型心质8号）调理。

（8）圆融质：此类人的躯体症状有素体较为怕冷，易感外邪，遇气候变化常觉形寒肢冷、手脚冰凉，由以腰膝为甚；易感疲乏、健忘，好伸懒腰，少气懒言，兴趣低下，喜卧少动，甚则短气、自汗、心悸怔忡，无原因地闷闷不乐，甚悲伤欲哭。食量较小，易腹胀纳呆，虚烦失眠，多梦易惊，大便多溏，小便清长。女性经期可觉腹痛绵绵，腰膝酸冷。

心质坎型见有风湿性关节炎、类风湿性关节炎、强直性脊柱炎、肩周炎、颈椎病、腰肌劳损、关节痛、神经痛、腰腿痛、骨质增生、椎间盘突出、脊椎损伤、骨坏死、陈旧性损伤、风湿骨病等均可用心质香灸（坎型心质1号）调理。

心质坎型见有痛经、月经不调、带下病、阴道炎、宫颈炎、宫颈糜烂、慢性附件炎、盆腔炎、膀胱炎、尿路感染等均可用心质香灸（坎型心质 2 号）调理。

心质坎型见有以下症状：①各种原因引起的阳痿早泄，梦遗滑精，性欲冷淡，精神萎靡，体虚乏力，腰膝酸痛，肾虚耳鸣。②慢性疲劳综合征：症见疲劳感，肌肉酸痛，失眠多梦，精神抑郁，焦虑，肌肉无力，劳累后疲乏时间延长，手足肌肉僵直，食欲不振，厌食。③男性更年期综合征：症见头晕健忘，心悸不安，烦躁易怒，多疑，工作能力下降，注意力不集中等均可用心质香灸（坎型心质 3 号）调理。

心质坎型见有早期肝硬化、脂肪肝、酒精肝、肝功能亢进、脾功能亢进，各种原因引起的慢性肝弥漫性损害、肝脾肿大等均可用心质香灸（坎型心质 4 号）调理。

心质坎型见有浅表性胃炎、糜烂性胃炎、充血性胃炎、萎缩性胃炎、胆汁反流性胃炎、胃窦炎、幽门螺杆菌性胃炎、胃黏膜脱垂、胃神经官能症、功能性消化不良、胃管溃疡、胃及十二指肠球部溃疡等均可用心质香灸（坎型心质 5 号）调理。

心质坎型见有慢性支气管炎、喘息性支气管炎、支气管哮喘、支气管扩张、肺气肿以及风寒感冒或受寒后咳嗽、痰多、气喘等均可用心质香灸（坎型心质 6 号）调理。

心质坎型见有子宫肌瘤、卵巢囊肿、子宫内膜异位症、子宫肌腺病、甲状腺瘤、脂肪瘤、乳腺增生、乳腺纤维瘤及其他良性肿瘤和无名肿块等均可用心质香灸（坎型心质 7 号）调理。

心质坎型见有习惯性便秘、长期口服泻药导致的便秘、老年虚证便秘、常年卧床导致的便秘等均可用心质香灸（坎型心质 8 号）调理。

4. 辨证治疗

（1）阳刚质：此型象火属心，心为君主之官，且此型人虽积极向上，但易于孤注一掷、钻牛角尖，有旺心火的倾向。当此类人遇到环境、情志等因素影响，易出现心火炽盛、热扰心神等表现，或炼液为痰，痰火搏结，扰乱心神。

1）中药治疗

①心火亢盛：是心火炽盛，热扰心神，以神志狂躁、心烦失眠、舌疮、舌尖红为主要表现的证候。

证候分析：若因琐事繁多，或恚怒不解等，致情志郁结，日久化火，或房室不节，耗竭真阴，肾水下亏，不能上济于心，心火独亢，扰乱心神，心神散荡，可见神志狂躁、心烦失眠，是为狂证。火邪伤津，故口渴尿黄、便结；心之华在面，开窍于舌，火热循经上炎，则面赤、口舌生疮、腐烂疼痛；热伤血络，迫血妄行，则见吐血衄血；心热下移小肠，故小便赤、涩、灼、痛。

治法：清心养阴。

方药：导赤散加减。

生地黄、木通、生甘草梢各 10g。

随证加减：脉弦实，肝胆火盛者，可用当归龙荟丸清肝泻火；肺热炽盛者，可加泻白散清泻肺热；痰火壅盛而舌苔黄腻垢者，可加礞石、黄芩、大黄逐痰泻火，再用安宫牛黄丸清心开窍；热盛伤阴，心阴亏耗，可加天王补心丹。

②痰火扰心：是痰火内盛，扰乱心神，以神志狂乱、面红目赤、心烦失眠、苔腻脉滑为主要表现的证候。

证候分析：若阳盛化火，炼液成痰，痰火搏结，扰乱心神，出现心烦多梦，入睡困难，是为不寐；出现精神失常，狂躁不安，是为狂证。心火内盛，炼液成痰，痰火搏结，扰动心神，心中悸动不安，是为心悸。

治法：清热化痰。

方药：黄连温胆汤或生铁落饮加减。

黄连温胆汤：半夏（汤洗七次）、竹茹枳实（麸炒，去瓤）各二两（6g），陈皮三两（9g），甘草（炙）一两（3g），茯苓一两半（4.5g）。

生铁落饮：天冬（去心）、麦冬（去心）、贝母各三钱（9g），胆星、橘红、远志肉、石菖蒲、连翘、茯苓、茯神各一钱（3g），玄参、钩藤、丹参各一钱五分（4.5g），辰砂三分（1g），生铁落（30g）。

随证加减：痰热互结，大便秘结者，加生大黄；心悸重者，加珍珠母、石决明、磁石重镇安神；火郁伤阴者，加麦冬、玉竹、天冬、生地黄养阴清热；兼见脾虚者，加党参、白术、谷麦芽、砂仁益气醒脾。

2）针灸治疗

治法：清泻心火，养心安神，以手太阴心经和手厥阴心包经腧穴为主。

主穴：内关、劳宫、中冲、神门、间使。

方义：心主血脉而藏神，内关、劳宫、中冲分别为手厥阴心包经络穴、荥穴、井穴，可调节心阳，以制其亢，与手太阴心经原穴神门同用，能调畅血脉，清泻心火，安神定志；间使为手厥阴心包经经穴，有理心气、调心神之功。

配穴：若仅心火亢盛加阳谷、行间、太溪；若为痰火扰心，加丰隆、太冲、内庭。

3）推拿治疗

治法：清胃热。胃肠燥热：横擦八髎，以透热为度，按、揉足三里、大肠俞，以酸胀为度。

清心经热：①沿背部脊柱两侧，用擦法治疗，重点在脾俞、胃俞、心俞，手法要轻柔，时间约5分钟；②再顺时针方向摩腹，配合揉按中脘、气海、天枢、神阙、足三里、丰隆，时间约6分钟；③横擦左侧背部及骶部八髎穴，以透热为度。

清肝胆热：肝经位置：食指末节罗纹面。操作：旋推为补，称补肝经；向指根方向直推为清，称清肝经。补肝经和清肝经统称推肝经。次数：100～500次。主治：烦躁不安、惊风、目赤、五心烦热、口苦、咽干等。临床应用：清肝经能平肝泻火，息风镇惊，解郁除烦。常用于惊风、抽搐、烦躁不安、五心烦热等症。肝经宜清不宜补，若肝虚应补时则虚补后加清，或以补肾经代之，称为滋肾养肝法。

（2）阴柔质：此类人性格温和善良，中庸厚道，象土，内应于脾。相关脏腑主要在心脾。易受外邪、饮食、劳逸以及情志因素的影响。"脾为气血生化之源"，脾气虚则易导致气血生化乏源，影响及心出现心脾两虚的症状。饮食不节，寒湿伤脾以及思虑忧愁，皆可耗伤脾气，导致脾失健运。脾气不足，脾失健运，运化水液的功能减退，水液停滞，则产生水、湿、痰、饮等病理产物。

1）中药治疗

①心脾两虚：是指心血不足，血不养神，以心悸、失眠，头晕、食少，腹胀便溏等为主要表现的虚弱证候。

证候分析：心脾两虚，营血不足，不能奉养心神，致心神不安，而生不寐、健忘；血不养心则心悸；气血虚弱，不能上奉于脑，清阳不升，则引发眩晕；思虑过深兼脏气虚弱则形成郁证；日益进展可致悲伤欲哭或哭笑无常、呵欠频作之脏躁证；妇人还可见月经减少或崩漏等证。

治法：健脾养心。

方药：归脾汤加减。

白术、当归、白茯苓、黄芪（炒）、龙眼肉、远志、酸枣仁（炒）各一钱（3g），木香五分（1.5g），炙甘草三分（1g），人参一钱（3g）。

随症加减：若兼有心胸郁闷，情志不舒者，加郁金、佛手理气开郁；头痛者，加川芎、白芍活血祛瘀而止痛。若心血亏虚日久，心神失养，神无所主，可见沉默痴呆、语无伦次甚至神思恍惚、魂梦颠倒之癫证，治法当益气健脾，养血安神，方以养心汤加减。治疗癫病悲伤欲哭，精神恍惚，亦可与甘麦大枣汤合用，方中甘草以缓急，浮小麦、大枣以养心润燥。

②脾虚痰阻：是指脾失健运，津液输布障碍，湿浊内生，阻遏气机，以脘腹胀满，食欲不振，口黏腻或甜，便溏为主要表现的证候。

证候分析：素体肥胖或因恣食生冷，久食肥甘厚味，或肝气郁久克伐脾土，使脾失健运，痰浊上扰清窍，轻则头痛、眩晕；重则脑髓失聪而致痴呆；若气机逆乱，郁而生痰，致痰浊内阻神舍，神不得归，则发为自卑愧疚、羞怯畏缩之卑慊证；痰阻清窍，神明失用，甚或发为痴呆；痰湿留滞经脉之间，则症见头重如裹，肢体重浊或屈伸不利；痰湿泛溢上焦，则胸闷咳嗽；湿阻中焦，则脘腹胀满，食欲不振，口黏腻或甜，舌苔厚腻；湿滞下焦，则腹胀便溏，小便不利；水湿泛溢皮肤，则发为水肿。若痰湿阻遏日久，痰阻于心，影响心血，则心血不畅，胸闷胸痛；影响心神，痰迷心窍，可出现精神抑郁，神昏等症状。

治法：健脾理气化痰。

方药：二陈汤加减。

半夏（汤洗七次）、橘红各五两（150g），白茯苓三两（90g），炙甘草一两半（45g）。

随症加减：若痰浊闭阻心窍重者，则当以十味温胆汤化痰开窍，宁心安神。若为痰随气逆，蒙蔽心窍，逆乱神明之癫证，表现为情感淡漠，不动不语，甚至呆若木鸡，则当以四君子汤合涤痰汤加减，以益气健脾，涤痰宣窍。

2）针灸治疗

治法：健脾安神。以足阳明经、督脉以及手少阴经穴为主。

主穴：足三里、百会、印堂、神门。

方义：足三里为足阳明胃经之合穴，《针灸大成》曰"主胃中寒，心腹胀满，肠鸣，脏气虚惫，真气不足"，故足三里为健脾益气之要穴配穴；脑为元神之府，督脉入络脑，百会、印堂可调理脑神；心藏神，神门为心经原穴，可调理心神而安神定智。

配穴：心脾两虚加心俞、脾俞；脾虚痰阻加中脘、丰隆。

操作：毫针补法，足三里穴可艾炷灸5~10壮或艾条悬灸，时间10~20分钟。

3）推拿治疗

治法：心脾两虚：①按揉心俞、肝俞、胃俞、小肠俞、足三里，每穴约1分钟；②横擦左侧背部及直擦背部督脉，以透热为度。

气郁痰阻：①按、揉胸腹部的中府、云门、膻中，章门、期门；背部的肺俞、肝俞、膈俞、胃俞，均以酸胀为度，不宜刺激太重。②横擦胸上部，以透热为度；斜擦两胁，以微有热感为度。③按、揉内关、足三里、丰隆，以酸胀为度，每穴均半分钟。

（3）内敛质：此类人性格内向，多思多想，易思虑过度、情志不畅，病位主要在肝、脾。一方面，由于情志不遂、忧思郁结首先影响气机升降，所以最易出现肝郁气滞的证候；古人谓"气有余便是火"，气郁日久则化热，郁伏于内，不易发泄，逐渐出现化热等证。另一方面，多思善虑，劳神太过，易耗伤阴血；脾为后天之本，气血生化之源，多思伤脾影响纳食、运化，进而影响血液生成，加重体内营血匮乏，易出现血虚生风之证。

1）中药治疗

①肝郁气滞：指肝失疏泄，气机郁滞，以情志抑郁、胸胁或少腹胀痛等为主要表现的证候。

证候分析：肝失疏泄，经气不利，故胸胁或少腹胀满窜痛，情志抑郁寡欢，善太息；女子以血为本，肝郁气滞，血行不畅，气血失和，冲任失调，故多见乳房作胀或痛，痛经、月经不调；肝气横逆犯胃犯脾则可见胃脘痛、痞满、呕吐、呃逆、痛泻；气郁日久化火则见头痛、不寐；若肝气郁结，气不行津，津聚为痰，或气郁化火，灼津为痰，肝气夹痰循经上行，搏结与咽喉，可见咽部有异物感，吞之不下，吐之不出，妇女多见梅核气，痰气搏结与颈部，发为瘿瘤、瘰疬。

治法：理气疏肝解郁。

方药：柴胡疏肝散加减。

陈皮（醋炒）、柴胡各二钱（6g），川芎、香附、枳壳（麸炒）、芍药各一钱半（5g），炙甘草五分（3g）。

随症加减：日久肝胃郁热可改用化肝煎或丹栀逍遥散合左金丸以泻热和胃；痞满肝胃不和可予以越鞠丸合枳术丸加减；呃逆连声，每因情志改变诱发给以五磨饮子理气宽中；气郁日久化火，上扰心神出现不寐多梦，可予龙胆泻肝汤加减；若头晕目眩，头痛欲裂，不寐烦躁，大便秘结者，可用当归龙荟丸。

②血虚生风：指阴血亏虚，以肢体抽搐、眩晕、震颤等为主要表现的证候。

证候分析：肝血不足，不能上荣头目，故见眩晕、头痛；精血内亏，五脏失于濡养，五志之火内动，上扰心神，以致脏躁；肝在体为筋，爪甲为筋之余，筋失血养，则肢体震颤，手足拘急，肌肉瞤动，爪甲不容；肢体、皮肤失养，则见肢体麻木。

治法：滋阴养血，柔肝息风。

方药：阿胶鸡子黄汤加减。

陈阿胶（烊冲）二钱（6g），生白芍三钱（9g），石决明（杵）五钱（15g），双钩藤二钱（6g），大生地四钱（12g），清炙草六分（1.8g），生牡蛎（杵）四钱（12g），络石藤三钱（9g），茯神木四钱（12g），鸡子黄二枚。

随症加减：肝血虚头痛治以养血滋阴，和络止痛，以加味四物汤加减。若因血虚气弱者，兼见乏力气短，神疲懒言，汗出恶风等，可选加党参、黄芪、白术；若阴血亏虚，阴不敛阳，阳亢上扰，可加天麻、钩藤、石决明、菊花等；若阴虚内热，手足心烦者，加白薇、青蒿、黄连、淡竹叶；抽动不安，心烦失眠者，加栀子、夜交藤、炒酸枣仁、生龙骨、生牡蛎；肢体拘急挛缩加重时，重用养血润筋之品，加全蝎、天麻、地龙，重用白芍、甘草以舒筋缓急。

2）针灸治疗

治法：疏肝解郁，养血柔肝。取穴以足厥阴肝经、足少阳胆经腧穴为主。

主穴：期门、太冲、合谷、阳陵泉。

方义：募穴为脏腑之气结聚于胸腹部的腧穴，脏腑之气与俞募穴是相通的。期门肝募穴，足厥阴、足太阴与阴维脉交会穴。太冲，肝经输穴、原穴，肝气留止的部位，有疏肝理气之功。明代杨继洲在《针灸大成》中说道："拘挛者，筋脉之拘束。闭塞者，气血之不通。八邪者，岁以候八风之虚邪，言疾有挛闭，必驱散八风之邪也。寒者，身作颤而发热也。热者，身作潮而发热也。四关者，六腑有十二原出于四关，合谷、太冲是也。故太乙移宫之日，主八风之邪，令人寒热疼痛，若能开四关，两手两足，刺之而已。"阳陵泉为筋会。

配穴：气郁时加气海、膻中、关元等穴；血虚生风时加太溪、曲池、风池等。

操作：期门斜刺，太冲、合谷、阳陵泉直刺，得气后施以捻转泻法，留针 30 分钟。

3）推拿治疗

治法：嘱患者俯卧位，按、拨、揉四关（太冲、合谷）、百会、印堂、内关、神门、阳陵泉、足三里。擦法以透热为度，其他操作均以酸胀为主。手法操作时间 40 分钟。每天 1 次，10 天为 1 个疗程，疗程间休息 2 天，治疗 2~5 个疗程。

辨证加减：肝郁者加肝俞、膻中、气海等穴；血虚生风加手三里、曲池，指压血海、足三里、三阴交 3~5 分钟，用力由轻渐重，也可用多指指压法沿脊柱或脊柱两侧施术。

（4）外张质：此类人易怒，做事冲动，素来性情急躁易生肝火，象木，相关脏腑主要为心、肝、肾，易受火热、情志等因素内扰，出现肝火内炽之象；日久则耗伤肝肾之阴，阴不制阳，阳亢于上，则出现肝阳上亢、肝肾阴虚之证。

1）中药治疗

①肝火内炽：指肝气郁结，或火热炽盛，郁而化火，气火上逆，以烦躁易怒、失眠多梦、突发狂乱无知或昏仆为主要表现的证候。

证候分析：若情志郁结，且肝阳素旺可助肝火内盛，易引起狂证；若煎熬津液，结为痰热，风痰上扰，阻塞心窍则昏仆，易引起痫证；若肝火上扰心神，易引起不寐或郁证。

治法：清肝泻火。

方药：龙胆泻肝汤或涤痰汤加减。

龙胆泻肝汤：龙胆草（酒炒）6g，黄芩（炒）9g，栀子（酒炒）9g，泽泻 12g，木通 9g，车前子 9g，当归（酒洗）3g，生地黄（酒炒）9g，柴胡 6g，生甘草 6g。

涤痰汤：半夏（姜制）、胆星各二钱二分（8g），橘红、枳实、茯苓各二钱（6g），人参、菖蒲各一钱（3g），竹茹七分（2g），甘草五分（2g）。

随症加减：若肝火上炎，口苦目赤，烦躁易怒者，酌加龙胆草、丹皮、夏枯草；若肝肾阴虚较甚，目涩耳鸣，腰膝酸软，舌红少苔，可酌加枸杞子、首乌、生地黄、麦冬、玄参；若见目炽便秘，可选大黄、芒硝或当归龙荟丸。

②肝阳上亢：指肝阴亏损，阴不制阳，亢阳于上，虚火亢盛，以眩晕耳鸣、头目胀痛、面红烦躁、腰膝酸软为主要表现的证候。

证候分析：本证为上实下虚，本虚标实。若长期恼怒，气郁化火，暗耗肝阴，或肝阴久耗累及肾阴亏损，而致阴亏于下，阴虚无以制阳，肝阳上亢，可引起狂证或腰痛；若肝阴亏损，魂不守舍，可引起脏躁；若肝阳风火，上扰清窍，可引起眩晕或头痛。

治法：平肝潜阳，滋阴清火。

方药：天麻钩藤汤合甘麦大枣汤加减。

天麻钩藤汤：天麻 9g，钩藤（后下）12g，石决明（先煎）18g，栀子、黄芩各 9g，川牛膝12g，杜仲、益母草、桑寄生、夜交藤、朱茯神各9g。

甘麦大枣汤：甘草三两（9g），小麦一斤（30g），大枣十枚。

随症加减：若腰膝酸软，可加熟地黄、山药、山茱萸、茯苓、丹皮养阴补肾，滋阴降火；以茜草根、黄芩侧柏叶凉血止血；阿胶养血止血；虚火较甚见低热、手足心热可加地骨皮、白薇、知母清退虚热。

2）针灸治疗

治法：清泻肝火，平抑肝阳。以足少阳经、督脉及足厥阴经腧穴为主。

主穴：风池、太冲、合谷、曲池。

方义：风池穴为足少阳胆经与阳维脉之交会；太冲、合谷为足厥阴经及手阳明经之原穴，两者合用为经典配穴，称为"四关"，泻合谷穴能达到通过泻阳明进而泻全身偏盛之气的目的，而泻太冲则能直泻亢盛的肝阳，两穴相配，开通气血、上疏下导，使气血复归平衡，进而恢复血压。曲池为阳明经的穴位，阳明经为多气多血之经，针刺曲池可平复筋脉，调理气血。

配穴：肝阳上亢加行间、侠溪、太溪；肝火内炽加期门、神门、神庭。

操作：毫针泻法，风池用平补平泻法。

3）推拿治疗

治法：横擦五脏俞及膈俞，以透热为度。直推膀胱经5～10遍。按揉曲池、神门，擦涌泉穴，操作8～10分钟。拿上肢，屈侧力量重，伸侧宜轻。按揉下肢内侧3～5分钟。

辨证加减：肝阳上亢重推心俞、肝俞、肾俞、命门。拿曲池，按揉三阴交。拇指推桥弓，左右各10～20遍；肝火内炽指按肝俞、胆俞、期门、掌门、太冲，每穴1～2分钟，搓两胁，时间约1分钟。

（5）敏感质：此类型象木，病位主要在心、肝、脾，肝主藏血，主疏泄。好虚荣、多思多虑耗伤心肝两脏阴血，易虚火内生；心血亏虚，肝及所系组织器官失养，故心神失养，肝血不足，肝脉失养。

1）中药治疗

①阴虚火旺：指久郁化火，劫伤肝阴，以形体偏瘦、面色潮红、两目干涩、时或吵闹、时或狂躁为主要表现的证候。

证候分析：因情志不遂，久郁化火，劫伤肝阴，肝血不足，阴精亏损，不能上荣头窍则头晕耳鸣，两目干涩；阴虚火旺，消灼肌肉则形体羸瘦；虚火伤津则咽干，夹胆气上溢则口苦；阴不制阳，相火妄动，相火扰动神魂则健忘失眠，多梦易醒。

治法：育阴潜阳。

方药：二阴煎或合六味（知柏）地黄汤。

二阴煎：熟地黄3～5钱（9～15g），当归2～3钱（6～9g），酸枣仁2钱（6g），酒芍2钱（6g），甘草1钱（3g），人参随用。

六味地黄丸：熟地黄八钱（24g），山萸肉、干山药各四钱（12g），泽泻、牡丹皮、白茯苓（去皮）各三钱（9g）。

随症加减：若腰膝酸软，可加熟地黄、山药、山茱萸、茯苓、丹皮养阴补肾，滋阴降火；以茜草根、黄芩侧柏叶凉血止血；阿胶养血止血；虚火较甚见低热、手足心热可加地骨皮、白薇、知母清退虚热。

②心肝血虚：指心肝两脏血虚，以心神及心肝相关组织官窍失养为主的证候。

证候分析：忧思积虑耗伤营血，心血虚则心阳不敛，故见神情恍惚呆钝；心神失养，则见苦笑无常，心神不宁；清阳不展，脑失所养，则头痛隐隐，时时昏晕，或眩晕动则加剧。

治法：养血滋阴。

方药：加味四物汤或合养心汤加减。

四物汤：白芍、川当归、熟地黄、川芎各等分。

养心汤：黄芪（炙）、白茯苓、茯神、半夏、当归、川芎各半两（15g），远志（取肉，姜汁腌焙）、辣桂、柏子仁、酸枣仁（浸，去皮，隔纸炒香）、北五味子、人参各一分（8g），炙甘草四钱（12g）。

随症加减：若兼见乏力气短、神疲懒言，汗出恶风，可选用党参、黄芪、白术；若阴血亏虚，肝阳上亢者可加入天麻、钩藤、石决明、菊花等。

③肝络失养：指肝肾阴虚，精血耗伤，肝络失养，以胁肋隐隐作痛、手足蠕动为主要症状的证候。

证候分析：肝脉失养，虚火内灼，疏泄失常，可引起胁肋隐隐作痛；筋脉失濡，则见手足蠕动。

治法：养阴柔肝。

方药：一贯煎加减。

北沙参、麦冬、当归各三钱（9g），生地黄六钱至一两五钱（18～30g），枸杞子三钱至六钱（9～18g），川楝子一钱半（4.5g）。

随症加减：若阴亏过甚，舌红而干，可酌加石斛、玄参、天冬；若心神不宁，而见心烦不寐者，可酌配酸枣仁、炒栀子、合欢皮；若肝肾阴虚，头目失养，而见头晕目眩，可加菊花、女贞子、熟地黄等。

2）针灸治疗

治法：清虚热，养血柔肝。以督脉、手少阴心经、足太阴脾经腧穴为主。

主穴：三阴交、肾俞、膈俞、照海、太溪、内关。

方义：三阴交，三条阴经气血交会于此，并为足太阴脾经，可将足三阴经气血重组后再行分流；膈俞为血会，合肾俞可补肝肾，生肝血；照海、太溪可清火生气。

操作：行针用补法，得气后留针 15～20 分钟，提插捻转 2～3 次。

3）推拿治疗

治法：用一指禅推法推心俞、肝俞、膈俞，揉膻中，摩中府、云门，操作时间 10 分钟。按揉双内关、神门，拿双上肢。操作时间 6 分钟。

辨证加减：阴虚火旺加推肾俞，拿太冲、行间，推太阳、听宫、听会、耳门，按揉翳风，拿风池，按哑门。心肝血虚加加揉中脘，拿血海、足三里，延长推脾俞、肝俞。肝络失养指摩气海俞、关元俞，每穴约 2 分钟，指按揉三阴交、太溪，每穴 2 分钟。

（6）滞缓质：此类人忠厚固执，稳重如山，象土，内应于脾胃，相关脏腑主要在肝脾胃。易受饮食和情志因素的影响。情绪紧张、突受惊恐而导致气血混乱或屈无所伸，怒无所泄，气滞血瘀，阻滞经脉，形成瘀血内阻之证。

1）中药治疗

瘀血内阻：指因气滞血瘀引起的瘀血阻滞脉络、闭阻神机的证候。

证候分析：瘀血阻滞，不通则痛，故血瘀多见痛证，性质多为刺痛，且痛处固定不移，拒按，夜间痛甚。瘀阻于心，影响心主血脉的功能，可见胸闷胸痛、口唇青紫之心悸；瘀血攻心，影响心神，可致烦躁不安，寐则多梦，易惊易醒，甚则数日不寐，恐惧紧张之失眠；瘀血内结，阻于神舍，神不得归，可致精神惶惑、自卑愧疚之卑慄；若瘀阻日久，耗伤心气导致心脉失养，心神不安，可出现精神恍惚，性情急躁，悲忧善哭，心悸不宁，失眠健忘之脏躁证。

治法：活血祛瘀，宁心安神。

方药：血府逐瘀汤加减。

桃仁四钱（12g），当归三钱（9g），红花三钱（9g），赤芍二钱（6g），牛膝三钱（9g），川芎一钱半（5g），桔梗一钱半（5g），柴胡一钱（3g），枳壳二钱（6g），生地黄三钱（9g），甘草一钱（3g）。

随症加减：不寐严重者，酌加炒酸枣仁、茯神、柏子仁、龙眼肉等养心安神；瘀血闭阻心脉，导致心悸、唇甲青紫者，则以行气活血、化瘀通络治疗为主，主方以桃仁红花煎合桂枝甘草龙骨牡蛎汤加减，气滞重者，加用柴胡、枳壳。若血瘀阻滞脉络，气血不能上荣于脑髓，则可造成灵机逆乱，出现狂躁刚暴、动而多怒、妄想离奇之狂证，当以癫狂梦醒汤加减，以化瘀通窍，调畅气血。

2）针灸治疗

治法：祛瘀安神。以手少阴经、督脉以及足太阴经腧穴为主。

主穴：神门、膈俞、神庭、百会、血海。

方义：神门为心经之原穴，调理心神，安神定志；膈俞为八会穴之血会，调节气血；神庭、百会、四神聪以调摄脑神；血海配合膈俞以养血活血祛瘀。

操作：毫针泻法，阿是穴刺络放血。

3）推拿治疗

治法：指按揉神门、血海，以透热为度。揉按阿是穴，以舒为度。直推背部膀胱经5～10遍。

（7）矛盾质：此型阴少而阳多，阴不足而阳偏盛，在五脏中与心、肺、肾相关，故心肺阴不足，虚热内盛，可见心肺阴虚火旺；若肾阴不足，而心阳偏亢，肾阴不能涵养心阳，可见心肾不交。

1）中药治疗

①心阴不足：是心阴不足，虚热内扰，以心悸心烦、失眠多梦、五心烦热、潮热盗汗为主要表现的证候。

证候分析：心阴不足，则心阳偏盛，热盛伤阴，阴液耗伤更甚，可见时而狂躁，但能劝阻，是为狂证；心阴不足，虚火扰心，可见多梦易醒，是为不寐。心阴不足，心失所养，心动不安，故心悸怔忡；心阴虚则心神失养，且虚热扰心而心神不安，故心烦多梦；阴不制阳，虚热内生，则五心烦热，潮热，盗汗，颧红，咽干。

治法：滋阴降火安神。

方药：天王补心丹或二阴煎加减。

天王补心丹：生地黄（酒洗）四两（120g），人参（去芦）、丹参（微炒）、玄参（微炒）、白茯苓（去皮）、远志（去心）、五味子、桔梗各五钱（15g），当归身（酒洗）、天门冬（去心）、麦门冬（去心）、柏子仁（炒）、酸枣仁各二两（60g）。

二阴煎：熟地3～5钱（9～15g），当归2～3钱（6～9g），酸枣仁2钱（6g），酒芍2钱（6g），甘草1钱（3g），人参随用。

随证加减：若阴虚兼有瘀热者加赤芍、丹皮、桃仁、红花、郁金等清热凉血活血化瘀；肾阴亏虚，虚火妄动，遗精腰酸者，加龟板、熟地黄、知母、黄柏，或加服知柏地黄丸。

②肺阴亏虚：是肺阴不足，虚火内生，以精神恍惚、善悲欲哭、烦热躁乱、干咳或痰少而黏为主要表现的证候。

证候分析：热病后期，耗伤肺阴，虚阳上升，扰及心神，可见精神恍，善悲欲哭，烦热躁乱，是为百合病。肺阴不足，耗伤肺气，则见咳嗽；虚热内生，炼液成痰，则见干咳无痰，或痰少而黏。

治法：清肺养阴。

方药：百合地黄汤加减。

百合七枚（擘）24g，生地黄汁一升24g。

③心肾不交：是心肾水火既济失调，心肾阴虚火旺，以遇事难记、善忘、腰膝酸软为主要表现的证候。

证候分析：若受到情绪或环境等影响，阳盛于阴，肾阴不足，心阳偏盛，肾阴不能涵养心阳，可见遇事难记、善忘，是为健忘；心肾阴虚火旺，虚火扰心，心神不安，则心烦、惊悸；肾阴不足，不能濡养耳窍、髓海，则头晕耳鸣，腰膝酸软；心肾阴虚，虚火内扰，则五心烦热，潮热盗汗。

治法：滋阴降火，交通心肾。

方药：六味地黄丸合交泰丸加减。

六味地黄丸：熟地黄八钱（24g），山萸肉、干山药各四钱（12g），泽泻、牡丹皮、白茯苓（去皮）各三钱（9g）。

交泰丸：黄连五钱（15g），肉桂五分（1.5g）。

随证加减：若心阴不足为主者，可选用天王补心丹以滋阴养血，补心安神；若阴血不足，心火亢盛者，可选用朱砂安神丸；心烦不寐，彻夜不眠者，加朱砂、磁石、生龙骨、龙齿重镇安神。

2）针灸治疗

治法：养肾阴清心热，以手太阴心经和足少阴肾经为主。

主穴：三阴交、神门、太溪、肾俞、内关。

方义：三阴交为足三阴经交会穴，能调和肝脾肾经；心主神明，取心经原穴神门，以宁心安神；太溪、肾俞，为肾经原穴、俞穴，能养阴清虚热；内关为心包经络穴，能调节心阳，清心热。

配穴：若为心阴不足，加心俞、大陵；若为心肾不交，加照海、申脉。

3）推拿治疗

治法：

心阴不足：①推桥弓穴：先推一侧桥弓20~30次，再推另一侧桥弓穴。②横擦肾俞、命门部，以透热为度，再擦双侧涌泉穴以引火归原。

肺虚：①重点横擦前胸上部及背部心俞、肺俞区域，均以透热为度。②用轻柔的一指禅推法或按、揉法在两侧肺俞、脾俞、肾俞治疗。每穴1~2分钟。

肾虚：①直擦背部督脉及横擦腰部肾俞、命门，均以透热为度；②按、揉两侧肾俞、肺俞、手法宜轻柔，切忌刺激太重。

（8）圆融质：此类人本先天肾中阳精不足。喜卧少动，善谋多思，久则耗气伤阳，损及命门之火，致肾中阳气虚衰，五脏阳气不发。病位在肾，常及心、脾。若日久劳累、饮食生冷、思虑过度，致肾阳耗损、肾精亏虚愈甚，温煦失职。

1）中药治疗

①肾精亏虚：指肾中精气不足，不能上达，髓海失充，以恍惚善忘、头昏神靡、神识呆钝为主要表现的证候。

证候分析：禀赋不足，或久病体虚、思虑用脑过度等耗伤肾精，肾精亏虚则不能上充脑髓，脑体失养则眩晕、头痛、耳鸣、脱发；脑用（元神）失养则痴呆、健忘；腰为肾之府，肾精不足则见腰膝酸软；肾主骨，齿为骨之余，肾精不能充养，故见齿摇。

治法：填精生髓。

方药：左归丸或河车大造丸加减。

左归丸：大怀熟地八两（240g），山药（炒）四两（120g），枸杞四两（120g），山茱萸肉四两（120g），川牛膝（酒洗，蒸熟）三两（120g），菟丝子（制）四两（120g），鹿胶（敲碎，炒珠）四两（120g），龟胶（切碎，炒珠）四两120g。

随症加减：若精亏火旺，症见五心烦热，可选加鳖甲、知母、丹皮等；若肾失封藏，遗精滑泄者，可选加芡实、莲须、桑螵蛸等；若兼失眠、多梦，则加阿胶、鸡子黄、柏子仁、酸枣仁等交通心肾，养心安神。

②肾阳不足：指肾中阳气不足，其温煦、生殖、气化功能下降，以神疲乏力、腰膝酸痛、畏寒肢冷、性欲冷淡为主要表现的证候。

证候分析：肾为先天之本，藏真阴而寓真阳，其阳为一身阳气之本。肾中阳气虚衰，温煦、推动乏力，则水液代谢紊乱，发为水肿、癃闭；不能兴发五脏阳气，心阳失济，胸阳不振，心神昏浊，发为多寐、卑慄、心悸心痛；火不暖土，脾阳不足，失于温煦、运化，不能腐熟，则泄泻、呕吐、噎膈、呃逆；肾气不能推动，大肠传导失司，可致便秘；虚阳外浮，症见发热。

治法：益气温阳。

方药：《金匮》肾气丸加减。

干地黄8两，山茱萸4两，薯蓣4两，泽泻3两，茯苓3两，丹皮3两，桂枝1两，附子1两（炮）。

随症加减：上证见心肾阳虚者：附子理中丸、参附汤、桂枝汤类方加减。脾肾阳虚：理中汤、四神丸加减。肺肾阳虚：济川煎加减。阳虚病水：真武汤、济生肾气丸加减。阳虚发热，金匮肾气丸合补中益气加减。

2）针灸治疗

治法：补养肾精，温肾助阳。以足少阴肾经、任脉腧穴及相关背俞穴为主。

主穴：太溪、肾俞、关元、神阙。

方义：太溪为足少阴原穴、输穴，刺之可调和内外，宣上导下，通达一身原气，促使阴阳平衡，补肾养髓；关元为任脉、足三阴经交会穴，能调补肝、脾、肾，温下元之气；肾俞为背俞穴，补益元气，培肾固本；神阙位脐中，可宣通血脉，回阳益气。

配穴：肾精不足加悬钟，肾阳虚衰加命门、足三里。

操作：神阙穴禁刺，宜隔盐灸、隔姜灸或隔附子饼灸，以灸30分钟腹部乃至全身温热为宜。关元直刺1.0~2.0寸，需排尿后针刺，孕妇慎用。余穴常规针刺或温针灸，用补法。

3）推拿疗法

治法：患者仰卧位。以掌根揉神阙穴 5 分钟左右，然后用一指禅推法推气海、关元、中极穴各 2 分钟左右，以掌摩法摩下腹，掌振下腹部 2 分钟左右。

辨证加减：肾精不足：食中指点揉太溪、悬钟，强刺激，每穴 2~3 分钟。肾阳亏虚：推擦督脉及膀胱经，横擦肾俞、命门、八髎穴，均以透热为宜；点揉命门、足三里，每穴 1~2 分钟。

5. 五行论治

如前所述，心质八种分型分别有各自的五行属性及五行所缺。人们所秉受的五行属性一方面与出生春夏秋冬的季节有关，一方面与先天的五运六气禀赋相关。而我们通过判断人们五行与心质的关系，把握四季与五行缺补，可明白地有东西南北、物有金水木火的道理。

春天万物生长，木旺而金衰，此时出生的人多五行缺金。夏天烈日炎炎，火旺而水衰，此时出生的人多五行缺水。秋天树木萧瑟，金旺而木衰，此时出生的人多五行缺木。冬天天寒地冻，水旺而火衰，此时出生的人多五行缺火。生于春天一般五行缺金，公历 2 月 19 日至 5 月 4 日；生于夏天一般五行缺水，公历 5 月 5 日至 8 月 7 日；生于秋天一般五行缺木，公历 8 月 8 日至 11 月 7 日；生于冬天一般五行缺火，公历 11 月 8 日至 2 月 18 日。哪些食物可以让你健康旺运？什么生活习惯在危害你的健康？哪种香灸你一用就身体特好？下面会详细介绍。

（1）五行灸——金

定义：五行缺金的人，生于春天，公历 2 月 19 日至 5 月 4 日。

性格特征：五行缺金的人凭直觉做事和恋爱，富有同情心，有悲天悯人的感性。

发病倾向：五行缺金的人最易出问题在两个地方，就是肺和肠。常见的定是呼吸系统的毛病。特别容易肺、鼻、喉等部位感到不适。亦特别容易患痔疮，这是肠的疾病，是五行缺金人共通的毛病。

用药主要成分：防风 10g，白芷 10g，菊花 6g，桑叶 6g，辛夷 6g，苍耳子 6g，牛蒡子 6g，蝉蜕 6g，葛根 10g，杏仁 6g，川贝母 6g，白前 6g，桑白皮 30g，紫菀 10g，款冬花 10g，胖大海 6g，桔梗 6g。出自药王孙思邈《备急千金要方》，为名方基质，可做膏药基质、香灸基质等。

适用范围：五行缺金引起的亚健康疾病。

调理方案：根据五行的原理安排具体灸法（金）。

用色：多用白色、银灰、金色。

饮食：五行缺金的人大多肺经常出现问题。肺系疾病常因五行缺金而产生。鸡是西金，鸡肉属于金，因此感冒不宜吃鸡。五行缺金的人要多吃雪梨，最好先将雪梨浸热水后才吃。要经常吃纤维素去帮助清理宿便。五行缺金的人晚上不要太迟吃饭，否则晚间的食物会滞留在肠中，变成宿便，长期来说容易得肛肠疾病。多吃萝卜、牛肉、奶酪、鸡蛋，喝罗汉果茶。牛奶是金之水，燕窝是极金水。

时间：每天下午3时至7时为最多金的时间。

五行缺金的人在用五行灸（金）时，选择当运日期或者吉时做效果最佳，如经常坚持会出现不可思议的效果。五行缺金的人办事的时间越接近金的时间，运气越好，所以要尽量在金多的时辰内吸纳金的能量。

日常：五行缺金的人必须谨记，春天是木旺的季节，木旺所以金凋，而金代表肺，所以肺系疾病在春天肆虐。五行缺金的人在这段时间要特别小心，切记身边要经常携带剪刀或金器，当然到金店转转就更好了。

此外，五行缺金的人要有大量金属器具，例如用铝窗，家具最好也有些铜、铁制造的部分。五行缺金至极点的人，比如有肠道疾病，最好买一把斧头放在家中，斧头是金的属性非常强的东西。

五行缺金的人除了肺弱之外皮肤普遍比较差，如果经常使用五行灸（金）还可在补金的同时美化皮肤，让爱美的先生女士倍感惊喜！

五行缺金的人家中不宜种花，如果一定要种，最好种黄金葛，因为黄金属金。而且黄金葛能够放射大量氧气使人精神倍增。可以在家中用石英灯照射黄金葛，使它产生光合作用而放出大量活氧。

五行缺金的人要行大运，一定要谨记"西北"方属金，又是"乾"位皇帝位，在公司内一定要坐在西北方才有权力，加上西北本已属金，五行缺金的人入主西北方，行运之极，放些金器、银器或铜器在此区工作，便财运亨通。

在家中，冰柜是代表金的极品。五行缺金的人在厨房放一冰箱外，最好在大厅多放一个冰柜，这便很"金"。冰柜内温度很低，经常积雪，便是"金"助之风水。大家有否听过敲锣的声音？铜锣就是最金的东西，五行缺金的人最适宜听金属碰撞的声音。锣亦最容易将家中不干净的磁场驱走，大家尝试回忆锣的声音是一阵阵的由大到小，像电波的输送一般。五行缺金的人如遇穷途末路，在家中敲锣或可改运。古代出巡，敲锣不在鸣道，而在助长乾金之阳刚之气，令群阴压服。采金术在家中可敲一敲锣，或敲敲磬。

白玉观音等一切白色的观音像都是金。手表是金，金属首饰为辛金，尤其要戴耳环。

冰山图案是金，镜子是金，金属餐具是金，雪糕、冰棒是金，干冰也是金，猴公仔、猴子玩具是金，齐天大圣孙悟空也是金。五行缺金的人可常接触以上物件。

美容属于增金的活动。

有一种钟叫大笨钟，里面有很多铜造的零件，然后每隔一个小时便会发出叮当的金属碰撞之声。这种钟金的属性很强。

圆形的金丝眼镜是极金之物，是缺金之人的另一个宝贝。

每天剃须，不宜用刀片型剃须刀。

五行缺金的人最好多备些剪刀、指甲剪。不宜留长发，若是长发，可用金属材质的发夹。

五行缺金的人宜在7至9点晨练。宜用健身器材健身。

五行缺金的人要多说话，要多生津，宜吃口香糖或梅子。

沙尘天气时，要戴白色口罩。

旅行地点：中国大西北，英国、法国、德国等西欧国家，日本北海道，韩国。

五行灸（金）调理指南：

①华盖穴补"金"区：该穴位于胸部，当前正中线上，平第1肋间。华，华丽；盖，伞盖。华盖为帝王所用。肺居心（君）之上，为五脏之华盖。穴当前胸，与肺相关。常在此用五行灸（金）调理可补金改运，降气平喘，缓解胸痛。

②肺俞穴补"金"区：该穴位于第3胸椎棘突下旁开1.5寸。肺俞中的肺指的就是肺脏，俞也就是输的意思。所以，肺俞这个名字的意思就是指肺脏的湿热水汽由此外输膀胱经。肺俞穴是人体肺的专属保健穴，具有理气、平喘、宣肺的功效。常在此用五行灸（金）调理可使脾、肺、肾气血畅通，而且还能补金改运，立竿见影。

③天枢穴补"金"区：该穴位于脐旁两寸，恰为人身之中点，如天地交合之际，为升降清浊之枢纽。人的气机上下沟通，升降沉浮，均过于天枢穴。常在此用五行灸（金）可调理气机，治疗肠胃疾病。

④大肠俞穴补"金"区：在腰背筋膜，最长肌和髂肋肌之间；有第4腰动、静脉后支；布有第3腰神经皮支，深层为腰丛。常在此用五行灸（金）调理，对腹胀、泄泻、便秘、腰痛能起到一定的疗效。

（2）五行灸——水

定义：五行缺水的人，生于夏天，公历5月5日至8月7日。

性格特征：五行缺水的人外表简单、纯朴，但思想复杂。他们喜欢收集各种资讯，是别人眼中的资讯王，但有时缺乏创意。性格吝啬，忌妒心重，遇上不快的事情会马上流露出来，但假如发现是自己做错，会愿意认错和改过。

发病倾向：五行缺水的人需留意全身的器官，掌管水的是耳、嘴、舌、肠、膀胱、肾、性器官等，病根在肾，其次是膀胱和子宫。

用药主要成分：天冬10g，麦冬10g，沙参10g，枸杞子10g，玉竹10g，石斛10g，黄精10g，女贞子10g，黑芝麻30g，白木耳10g，桑葚15g，杜仲10g，益智仁10g，菟丝子10g，冬虫夏草6g，续断10g，淫羊藿6g，肉苁蓉6g，巴戟天6g。出自孙思邈《备急千金要方》，可做膏药基质、香灸基质等。

适用范围：五行缺水引起的亚健康疾病。

　　调理方案：根据五行的原理安排具体灸（水）。

　　用色：蓝色、黑色、灰色，银白和白色也可。

　　饮食：五行缺水的人宜吃鱼，由于中午11时至1时多火，因此五行缺水的人在中午进食（鱼）为最佳补水时机。例如豆腐蒸鱼、豆腐、豆浆、蔬果、果汁、鱼蛋粉等。海南鸡饭、海鲜、燕窝、云耳、雪耳、芝麻糊、啤酒、牛奶和芝士也可补五行缺水。

　　时间：每天早上7点至9点，下午3点至7点，晚上9点至凌晨3点为多水的时间。公历12月5日至次年1月5日最多水；11月8日至12月5日水次之；1月5日至2月19日再水次之；4月5日至5月5日的人，又次之。

　　日常：五行缺水的人一定忌火及热土。

　　五行缺水的人，可贴一张长江、尼亚加拉大瀑布、水乡周庄等海报，或加拿大的路易斯湖海报，均可加强水之能力。海洋生物如海豚、鱼及海洋生物的画及公仔，均为水。此外，《钟馗招福图》是适合五行缺水人看的画。"辰"是水库，一切的龙公仔便是水了。颜色要选蓝、灰、银白。配合"水"的时间来使用五行灸（水）更加高效，一年中水能量最多的日子可划分为几个时段。此外，五行缺水的人，当有不愉快的事发生的时候，可以去放生。还可洗手间花心思，洗手间要大、要清洁。养鱼也可改运。

　　五行缺水的人选房子宜在水边，或者能从较高层望下，感到自己如住在水上一样。

　　五行缺水的人最好耳朵戴金器银器，又以戴珍珠为最好。

　　早上起床先饮两大杯白开水。

　　养鱼以黑色鱼为最好，其次为白锦鲤，龙鱼也是极水之物。

　　游泳和潜水是十分有用的采水法。

　　浴缸是五行缺水的人的行运指标，每日早上沐浴会有好运，五行缺水的人应少用厨房多用厕所，晚上睡觉全屋的灯都要关闭，不可见长明灯。

　　到菜市场买菜买鱼能增水运。

　　五行缺水的人的厨房最忌垃圾多、杂物多，杂物多必然影响水的流通。

　　五行缺水的人要与五行缺火的人做朋友。

　　经常拉一拉耳朵。

　　要午睡。

　　旅行地点：俄罗斯、加拿大、你出生地的北方、迪斯尼乐园的水上乐园、海洋公园水族馆。

　　向北走是五行缺"水"人的改运良方，比如去杭州西湖、周庄等地。

　　五行灸（水）调理指南：

　　①肾俞穴补"水"区：该穴位于第2腰椎棘突下，旁开1.5寸。肾：肾脏也。俞：输也。肾俞名意指肾脏的寒湿水气由此外输膀胱经。经常在此穴用五行灸（水）调理，可滋阴补肾，补水改运。

②神阙穴补"水"区：该穴位于人体的腹中部、脐中央，即肚脐，又名脐中，是人体任脉上的要穴。它位于命门穴平行对应的肚脐中。经常在此穴用五行灸（水）调理，可使人体真气充盈、精神饱满、体力充沛、腰肌强壮、面色红润、耳聪目明、轻身延年，增水改运。

③水分穴补"水"区：水分穴位于人体中腹部，肚脐上一指宽处（即拇指的宽度）。前正中线上，当脐中上1寸。经常在此穴用五行灸（水）调理，可对水肿、小便不通、腹泻、腹痛、反胃、吐食起到重要的作用。

④三阴交穴补"水"区：位于小腿内侧，当足内踝尖上3寸，胫骨内侧缘后方。此穴为肝、脾、肾三者经脉交汇处，经常灸疗此穴对肝、脾、肾有保健作用。此外，经常在此穴用五行灸（水）调理，除增水改运之外，还能调治脾胃虚弱、消化不良、腹胀腹泻、白带过多、子宫下垂、全身水肿、眼袋浮肿、小便不利、脚气、失眠等症。

（3）五行灸——木

定义：五行缺木的人，生于秋天，公历8月8日至11月7日。

性格特征：五行缺木的人是法律与正义的拥护者，对事物能够有中肯的批评，喜欢担任正义的服务，最喜欢替别人解决问题开药方，为别人排难解纷。

发病倾向：五行缺木人的病根在肝和胆，所以缺木的人容易患肝病、胆结石、胆汁过多或过少等疾病。

用药主要成分：柴胡10g，青皮6g，香附10g，丹参30g，郁金6g，五灵脂30g，王不留行10g，月季花4g，凌霄花4g，玫瑰花5g，姜黄10g，金钱草30g，茵陈30g，红花6g，泽兰10g，灵芝草10g，天麻10g，钩藤15g，石菖蒲10g，刺蒺藜6g，冰片6g。出自孙思邈《备急千金要方》，可做膏药基质、香灸基质等。

适用范围：五行缺木引起的亚健康疾病。

调理方案：根据五行的原理安排具体灸法（木）。

用色：以绿色为主色。

饮食：补木要以水果及蔬菜为主要食粮。宜吃海带、猪肝和猪手猪脚。现在大家可以吃到猪全体，由猪头一直吃至猪尾，合共有数十款菜。猪骨是极木，猪骨汤是骨之极品，但胆固醇很高，不是每个人都适合，不宜多吃。不要吃太多鸡，特别是鸡皮，鸡属多金之物。五行缺木的人应该尽可能少吃鸡，如果要吃鸡，可以吃鸡胸肉或者鸡脚。五行缺木的人当然以吃木为好运，可多吃菜苗、沙拉等绿色的蔬菜，越青绿越好。水果也以绿色为主，如奇异果及柠檬汁。甘蔗不但要吃，也是放在家中会助运的水果。瓜类为五行缺木的人助运食物。五行缺木的人食素会有好运。一切的菌类和菇类是木，如灵芝。五行缺木的人最好用中药来治病。人参是木中极品，五行缺木的人在遇到麻烦的时候，吃些人参，或可帮助改运。

时间：每天早上6点至9点，晚上9点至11点为多木时间。

日常：五行缺木的人特别注重身体健康，理由是五行缺木的人天不怕，地不怕，最怕受制于病魔。宜用五行灸（木）防未病养身体。

五行缺木的人可多戴佛珠，多穿绿衣，多吃蔬果，每日早上早点起床晨练。最旺月份是 2 月至 5 月。

五行缺木的人可种花及养猫，书法、园艺、茶道等也都属多木的活动。五行缺木的人与"金"敌对，所以身边尽量不要出现剪刀及刀剑。

五行缺木的人宜学吹箫、吹笛，可增加木气。敲木鱼、在床边及写成字台边挂一支箫、挂木运画"竹报平安"、放招财猫也可补木。

五行缺木的人在比例上患肝病或肝癌的机会较大，要分外留意。因为肝属木，五行缺木的人特别容易肝脏出现毛病，脾气也较差，欠木的人较容易有忧郁症，亦即是较容易精神过敏和神经衰弱。肝有病的容易有雀斑，也易使人眼睛有毛病，因为肝主目，肝开窍在目，每天早晨照镜时看眼睛是否明亮，便可知自己的肝是否有问题。当眼睛痒、不舒服、出现红筋，代表肝出现了问题。手脚、指甲出现异常，头发经常脱落或出现毛病，也是缺"木"所致。再则肝与胆相通，五行缺木的人容易患胆石症，或胆汁不足或过剩所致的胆系疾病。五行缺木的人家中宜多用木家具，木雕艺术品如木雕的兔、猫也可助运。五行缺木的人家中还可收藏书本杂志，因为这些也是木。衣服也属木，购买衣服扮靓也可补木。

五行缺木的人如十分倒运，可在早上 5 时起来，往户外最多树木的公园或山边采木增运，回家后再喝一杯灵芝水或人参茶。另每周三次去花市、水果及蔬菜市场逛逛，购入一些粗壮的花及果蔬回家，便完成了采木运的活动。

五行缺木的人宜留长发、长指甲，不要脱毛。

旅行地点：上海兴隆、苏杭、东莞、虎门、日本东京、美国。

五行灸（木）调理指南：

①肝俞穴补"木"区：该穴位于背部，当第 9 胸椎棘突下，旁开 1.5 寸。肝，肝脏也。俞，输也。肝俞名意指肝脏的水湿风气由此外输膀胱经。常在此用五行灸（木）调理，可疏肝利胆，降火，止痉，退热，益肝明目，通络利咽，疏肝理气，行气止痛等。

②胆俞穴补"木"区：该穴位于背部，当第 10 胸椎棘突下，旁开 1.5 寸。胆，胆腑也。俞，输也。胆俞名意指胆腑的阳热风气由此外输膀胱经。常在此用五行灸（木）调理，可缓解坐骨神经痛、风湿性关节炎、肝炎等疾病的症状。

③期门穴补"木"区：该穴位于胸部，当乳头直下，第 6 肋间隙，前正中线旁开 4 寸。常在此用五行灸（木）调理可治胸胁胀满疼痛，呕吐，呃逆，吞酸，腹胀，泄泻，饥不欲食，胸中热，喘咳，奔豚，疟疾，伤寒热入血室。

④日月穴补"木"区：日月穴为人体足少阳胆经上的一个主要穴道之一，取穴时，

可采用仰卧的姿势，日月穴位于人体的上腹部，乳头正下方的肋骨和肚子交接处"期门"之下，第7肋间隙中。常在此用五行灸（木）调理可补木。

（4）五行灸——火

定义： 五行缺火的人，生于冬天，公历11月8日至2月18日。

性格特征： 五行缺火的人容易动心，经常心猿意马，无法专注在同一件事物上，亦是容易沮丧的人，爱钻牛角尖。

发病倾向： 五行缺火的人的病源在心脏和小肠。缺火的人看自己的舌头，便知道自己的身体状态，因为心开窍在舌，所以可通过舌的状态检查身体。此外五行缺火的人身体湿气重，要保证身体有足够的火才行。

用药主要成分： 老枣树皮30g，酸枣仁30g，佛手10g，香橼10g，陈皮10g，乌药10g，橘红10g，桑枝30g，桑寄生30g，朱砂10g，珍珠粉10g，琥珀10g，夜交藤30g，郁金10g，当归15g，丹参30g，沉香3g，干姜10g，高良姜10g。出自孙思邈的《备急千金要方》，可做膏药基质、香灸基质等。

适用范围： 五行缺火引起的亚健康疾病。

调理方案： 根据五行的原理安排具体灸法（火）。

用色： 多用红、紫及咖啡色。

饮食： 五行缺火的人每天晚上宜喝一点红酒之类，如能吃一点辣也好。在不过分的立场上，常吃些火锅、烧烤、石头火锅。适宜五行缺火的人的食物：羊肉、牛肉、巧克力、猪心、猪血、紫菜。五行缺火的人大多虚寒。羊属火土，多吃羊肉有助旺火，去除寒湿。如果要吃牛肉，可以用番茄煮牛肉，因为番茄有很多火。还可吃辣的牛肉干，下午三时后吃一粒巧克力。

时间： 每天早上9点至下午3点，这是最多火的时间，19点至21点是晚上火多的时间。五行缺火的人在用五行灸（火）时，选择当运日期或者吉时做效果最佳。五行缺火的人办事的时间越接近火的时间，效果越好，要尽量在火多的时辰内吸纳火的能量。

日常： 三角形、飞禽图案主火。宜让早上的太阳照进房子的大厅，下午的太阳西斜，是没有这种功能的。头发、手指甲、脚趾甲均属木，五行缺火的人宜把头发染一点栗子色，或挑一部分染一点红发，女性指甲宜染一点喜欢的桃红色。宜开车，以红紫为最好。宜养猫狗，以咖啡色为首选。

车为"午"，猫为"寅"，狗为"戌"，"寅午戌"称为三合火局，是搭救五行缺火的人的上天好生之德。家中养龟、放汽车玩具也属补大火。五行缺火的人每天回家，最好打开电视或音响。五行缺火的人水多，因此最怕水淹，一间房子的厕所代表水，因此五行缺火的人要注意厕所不要漏水或潮湿，最好在洗手间放抽湿机，或种花草，这是以木制水猾。

宗教代表火，拜佛可以补火，不动明王、财神、关帝等都属火。五行缺火的人在家中经常点香熏或点蜡烛也可补火。

如爱品茶，放一个茶煲每天泡茶，也是增火的行为。收集紫砂壶也可补火，因紫砂是"戌"土，乃热土，火库也。五行缺火的人如遇穷途末路，谨记要向南走，去转换一个磁场，或可改变现状。

多晒太阳，不要戴有颜色的太阳镜。

电热毯是极度缺火的人的救星，尽量选红色或带有红色图案者。

早起要用电动剃须刀，刷牙也最好用电动牙刷，沐浴的时间不要选在早上，含姜的洗发水也是不错的选择。

人的心脏属火，男士的上衣胸前多数有一个口袋，那口袋代表人的心脏，口袋里放的东西直接影响心脏的健康。五行缺火的人口袋里可放一条红手巾，曾经有人用红信封包三只红辣椒放在口袋里。注意，不要在这个口袋里放手机。

地铁是最没有火的交通工具，最有火的交通工具是公交车。

家中属于你的方位摆放了冰箱，例如家中属于女主人的西南方摆放了冰箱，而女主人恰恰缺火，而冰箱又无法移走，这时有三个方法可以补救。第一是在冰箱顶部放一个木质的酒架，将几只红酒插进架内，这样可以缓和冰箱的金性。

旅行地点：武汉、南京、南昌、重庆、深圳、香港、澳门、澳大利亚、新加坡、泰国、马来西亚、菲律宾、越南、南非、夏威夷、南美洲等。

五行灸（火）调理指南：

①命门穴补"火"区：命门在五行中属火，位于腰部，当后正中线上，第2腰椎棘突下凹陷中。命门内含有真阳（真火）、真阴（真水），五脏六腑以及整个人体的生命活动都由它激发和主持，经常在此穴用五行灸（火）调理，可交通心肾，补火改运。

②心俞穴补"火"区：心俞穴是足太阳膀胱经的常用腧穴之一，位于第5胸椎棘突下，旁开1.5寸，有斜方肌、菱形肌，深层为最长肌；有第5肋间动、静脉后支；布有第5、第6胸神经后支的皮支，深层为第5、第6胸神经后支外侧支。可缓解心经及循环系统疾病，如心痛、惊悸、咳嗽、吐血、失眠、健忘、癫痫、胸痛、心悸亢进、晕车、头痛、恶心呕吐等，经常在此穴用五行灸（火）调理，可养心益气，补心火。

③内关穴补"火"区：位于前臂正中，腕横纹上2寸，在桡侧屈腕肌腱同掌长肌腱之间取穴。此穴有宁心安神、宣痹解郁、宣肺平喘、缓急止痛、降逆止呕、调补阴阳气血、疏通经脉之功。在平日的养生保健中，经常在此穴用五行灸（火）调理，可舒缓疼痛症状，解除疲劳。

④大椎穴补"火"区：大椎穴在第7颈椎棘突下凹陷中。有腰背筋膜、棘上韧带及棘间韧带；有第1肋间后动、静脉背侧支及棘突间静脉丛；布有第8颈神经后支。常在此用五行灸（火）调理，可以益气壮阳。

（5）五行灸——土

定义：五行缺土的人，生于公历 4 月 20 日至 5 月 4 日、7 月 23 日至 8 月 7 日和 10 月 23 日至 11 月 7 日以及 2 月 4 日至 2 月 18 日期间。

土旺于四季，所以一般人不缺土。但是我们在临床实践中也发现了缺土之格局的人。土主纳主进主生主养，失土百事不成，在身体可见脾胃不好。此外，土是中性，是人所必需的，土有中和平衡之功效，土能够生长万物，拥有包容性，除了是八字太多土的人不用土外，大多数人都要有一些土。水、火、木、金四元素，在命理上即子、午、卯、酉，是地球上四种极端的力量，能够做出平衡的非土莫属。

性格特征：五行缺土的人有博爱、恻隐之心，质朴清高，主慈，心地善良好施舍，宽容稳重。

发病倾向：五行缺土人的病根在脾胃，因湿浊内阻，脾胃湿困，运化失常，常有脘腹痞满、恶心呕吐、大便溏薄、食少体倦等病证。

用药主要成分：人参 30g，黄芪 30g，白术 30g，山药 30g，大枣 10g，蜂蜜 10g，砂仁 6g，香橼 10g，佛手 10g，枳实 10g，茯苓 15g，鸡内金 10g，谷稻芽 15g，麦芽 15g。出自孙思邈的《备急千金要方》，可做膏药基质、香灸基质等。

适用范围：五行缺土引起的亚健康疾病。

调理方案：根据五行的原理安排具体灸法（土）。

用色：土黄色、黄色、咖色、褐色、棕色、红色。

饮食：五行缺土，可以食用牛肉、羊肉、狗肉，但是这三种肉类不可同时吃，因为丑未戌是三刑，这些肉类又都是热性的，注意不要上火。木瓜、栗子、花生以及长在土里的块茎类的植物、豆类、种子都是土性食物。南瓜、洋葱属湿土。

土与脾脏相对应，与胃互为表里，若土气过旺或过衰，易患脾、胃等部位的疾病。脾在志为思，当人沉湎于思考或焦虑时，常会出现饮食无味、食欲下降等症状。

土属长夏，色黄，味甘。甘入脾，味甘食物有蔗糖、桂圆肉、蜂蜜等，常吃可以补气养血，解除疲劳。黄色应脾，所以面色暗淡的人可辅以黄色食物，如香蕉等。长夏时节，湿热相缠，内应脾脏，可选择赤小豆、绿豆等食物，有利湿健脾之效。

时间：每天的凌晨 1 点至 3 点，7 点至 9 点，下午 1 点至 3 点，晚上 7 点至 9 点是多土的时间。

日常：土型人做事比较稳重，讲求原则性和组织性，具有控局能力，非常敦实、诚信，是天生当官的料。这样的人当官，往往能造福一方，福泽百姓。在坚持纯正的原则下，冷静观察，通权达变，掌握官场变化的尺度，往往能够官运亨通。如果过于投机钻营，谙于此道，往往会招致凶险，或成为权力斗争的牺牲品，或做出贪腐的祸事。土型人在前进的过程中倘若领先独行，会迷失方向，唯有追随领袖之后，才会因执着正道而祥和有益。所以，土型人要想成大业，要么在领袖指引下创业，会有大的建树，要么甘居第二，辅佐别人，以成大业。同时，土型人也能给别人和自己带来好运，在中国的传统文化中历来重阳抑阴，处于从属地位的土型人应该处处体现纯正宽容、谨慎谦虚的品德，坚贞不渝地追随正道。但柔顺也应适度，一旦柔顺走向极端，也会为自己带来凶险。五行缺土之人可佩戴金发晶、黄晶、红幽灵、虎眼石、红砭石等土性水晶饰品，以补充土行，达到五行平衡。

旅行地点：本地、西南方、东北方。接近大自然是最好的补土方法和习惯，如果你的八字里五行缺土，你就可以多去山上散步，多去农村旅游等。

五行灸（土）调理指南：

①中脘穴补"土"区：该穴位于上腹部，肚脐和胸骨下端连接线的中点，属奇经八脉之任脉，是足阳明胃经的募穴，是胃经经气结聚之处，经常使用五行灸（土）调理中脘穴能够促进经气运行，调节胃的功能。

②脾俞穴补"土"区：该穴位于背部第 11 胸椎棘突下，旁开 1.5 寸。在背阔肌、最长肌和髂肋肌之间；有第 11 肋间和肋下动、静脉后支；布有第 11、第 12 胸神经后支的皮支，深层为第 11、第 12 胸神经后支肌支。经常使用五行灸（土）调理脾俞穴有健脾和胃、利湿升清的功效。

③胃俞穴补"土"区：该穴位于背部，当第 12 胸椎棘突下，旁开 1.5 寸。取胃俞穴时，可采用俯卧的取穴姿势，该穴位于人体的背部，当第 12 胸椎棘突下，左右旁开二指宽处即是。经常使用五行灸（土）调理胃俞穴可治疗由于胃肠功能引起的身体消瘦等消化系统病证。

④鸠尾穴补"土"区：鸠尾穴，位于脐上七寸，剑突下半寸。鸠尾穴为人体任脉上的主要穴道之一，经常五行灸（土）调理此穴可消除疲劳，治疗晕车晕船，缓解焦躁性格等。

⑤足三里穴补"土"区：足三里，在小腿前外侧，当犊鼻下 3 寸，距胫骨前缘一横指（中指）。足三里穴是"足阳明胃经"的主要穴位之一，它具有调理脾胃、补中益气、通经活络、疏风化湿、扶正祛邪之功能。现代医学研究证实，针灸刺激足三里穴，可使胃肠蠕动有力而规律，并能提高多种消化酶的活力，增进食欲，帮助消化；在神经系统方面，可促进脑细胞机能的恢复，提高大脑皮层细胞的工作能力；在循环系统、血液系统方面，可以改善心功能，调节心律，增加红细胞、白细胞、血红蛋白和血糖量；在内分泌系统方面，对垂体－肾上腺皮质系统功能有双向性良性调节作用，可提高机体防御疾病的能力。

附 录 ▷▷▷▷

一、心质诀

（一）阳刚质

性格稳重心如磐，
刚毅洒脱气不凡。
坚韧不拔若松柏，
男儿本色傲天峦。

（二）阴柔质

品质谦和心界宽，
柔情似水润三关。
温良内秀有才气，
女子襟怀似港湾。

（三）内敛质

性格内向不多言，
红脸害羞生爱怜。
万事了然皆洞悉，
何须话语赋才贤。

（四）外张质

谈天说地话儿多，
侃侃而言喜张罗。
遇事时时爱冲动，
若移心性尘俗脱。

（五）敏感质

平日生疑顾虑多，
自添烦恼任蹉跎。
莫谓他人皆议我，
心宜稳健不掺和。

（六）滞缓质

性格宽厚举止慢，
事后诸葛有内涵。
行为迟缓恭谦在，
品质忠实情态憨。

（七）矛盾质

平素顾瞻难决断，
犹如老鼠钻风箱。
不知取舍明进退，
遇事便说世态凉。

（八）圆融质

处世周全顾大局，
稳当做事自宽馀。
心怀慈爱胸襟阔，
八面玲珑纳太虚。

二、心质名文选录

1. 欲成大器，先要大气。大气之人，语气不惊不惧，性格不骄不躁，气势不张不扬，举止不猥不琐，静得优雅，动得从容，行得洒脱。大气之人，如一朵花，花香淡雅而悠长；如一棵树，枝叶茂盛而常青。大气之人，能安安心心做好本分的角色，认认真真干好手头的事情，不为名利而争斗，不为钱财而纠结。

2. 古代圣贤范蠡，三次都达到了富可敌国的地位，又三次散尽家产，三聚三散，传为美谈。拥有财富的时候，范蠡没有兴奋，散尽家产的时候，范蠡也没有沮丧，可以说他达到了"不以物喜，不以己悲"的境界。我们讲"宰相肚里能撑船"，意思是宰相的度量特别大。宰相是富贵至极的人物，若心胸小了，他如何能装这些富贵？

3. 人如果经不起时间的磨炼，经不起挫折，要有所成就很难。做人处世，一切都要能承受得起。心胸豁达开朗的人，凡事看得高远，不会被眼前的得失所蒙蔽；心中狭隘的人，处处与人比较、计较，会徒增烦恼，往往不能成事，成不了大器。

4. 人生有两条路，一条需要用心走，叫作梦想；一条需要用脚走，叫作现实。心走得太快，脚会迷路；脚走得太快，人会摔倒；心走得太慢，会苍白了现实；脚走得太慢，梦不会高飞。人生的精彩，是心走得好，脚步也刚好。掌控好自己的心念，让它指挥脚步走正，走好；加快我们的步伐，让梦想生出美丽的翅膀！

5. 智者不锐，慧者不傲，谋者不露，强者不暴。身做好事，言说好话，心存好念。大悲无泪，大悟无为，大境无心，大爱无言。君子相交，随方就圆，无处不自在。示弱而不逞强，示拙而不逞能。忍人之所不能忍，方能为人之所不能为。莫计对你不讲信用之人，厚德好运天自公平。

6. 一段路，走了很久，依然看不到希望，那就改变方向；一件事，想了很久，依然纠结于心，那就选择放下；一些人，交了很久，依然感觉不到真诚，那就选择离开；一种活法，坚持了很久，依然感觉不到快乐，那就选择改变。断、舍、离，放下过去，让心归零！

7. 事，共同努力才知道简单；路，有人同行才不觉漫长。认识一个人靠缘分，了解一个人靠耐心，征服一个人靠智慧，和睦相处靠包容。人，相互帮扶才感到温暖；事，共同努力才知道简单；路，有人同行才不觉漫长；友，相互记挂才体味情深。与人为善，不遗余力地成就他人，不知不觉也成就了自己。

8. 人，各有各的位置，各有各的价值，各有各的理念，各有各的世界观，各有各的人生观，各有各的价值观。不随意苛求别人，不盲目要求自己，保持善良，做到真诚，宽容待别人，严以律己，得与失，成和败，聚或散，都是人生的一种成长，看淡，心情才好，看开，日子才美。

9. 人生舞台上，每人都是主角。在人生的大舞台中，无论是谁，都不可能永远是鲜花坦途，总会有荆棘坎坷，身处顺境时，我们居安思危，路才长久。身处逆境时，我们坚守希望，才能走出困境。无论怎样，我们都是自己生命电影中的主角。命运的安排，成为我们修炼的助缘。心怀善念，坚持信仰，发扬正能量，感恩身边人，才能收获清净和喜悦。

10. 行善即是菩萨！南怀瑾常说，中国宋明以后的理学家讲规规矩矩做人，是佛教的律宗；老庄道家是佛教的禅宗，注重解脱。这些例子说明菩萨不一定在庙里，不一定在宗教中，社会上很多人行的就是菩萨道。倒是穿上宗教外衣的人，常常听闻佛法的人，却做不到。社会上很多不信宗教的人，我看了肃然起敬，他们真是菩萨。

11. 财富是每一个人都希望的，不过君子取之有道。说话宽厚会获得财富，处心予人宽厚会得到很多方便，方便就是财富。所谓居心仁厚，就会获得富贵。

12. 很多疾病都来自于积存在我们心中的怨恨。身体不舒服时，想想你最恨谁？找出这个人后，尝试着宽恕他。如果感到很难宽恕，恰恰证明这个人是最需要你去宽恕的。你不必忧愁不知道怎样去宽恕，只要你肯放下心头的积怨，佛法自会教导你如何去做。

13. 感恩是一种修养，感恩是一种气度，感恩是一种境界，感恩是一种美德，感恩是一种人品，感恩是一种智慧，感恩更是一种责任。当你拥有了那颗感恩的心，你永远就是人生中的智者。愿所有人都能：情如谦裕结草衔环，恩似灵峰厚德载物。感恩自然，聆听每一次的花开花落；感恩生活，珍惜生活中的每一次感动；感恩挫折，风雨后更知道彩虹的美丽。心怀感恩，你会感到一切是那么美好；拥有感恩，你就拥有了快乐的人生；学会感恩，也就是学会了笑对人生的大智慧。

14. 内心的昏暗，因忏悔而光明；无边的烦恼，因忏悔而止息；坚固的憍慢，因忏悔而柔软；覆藏的恐惧，因忏悔而安乐；仇结的怨怼，因忏悔而解除；无明的忌妒，因忏悔而包容；怠惰的放逸，因忏悔而勇猛；无尽的热恼，因忏悔而清凉。

15. 认识一个人靠缘分，了解一个人靠耐心，征服一个人靠智慧，和睦相处靠包容。人，相互帮扶才感到温暖；事，共同努力才知道简单；路，有人同行才不觉漫长；友，相互记挂才体味情深。与人为善，不遗余力地成就他人，不知不觉也成就了自己。

16. 人活着不是靠身体，而是靠心。有时候，换个心情，你会快乐些。心是一块田，靠自己去播种，种善因，故得善果；种恶因，故得恶果。如果你有一颗宽容的心，有一颗善良的心，有一颗充满生机的心，你就是播下了快乐的种子，就会收获一颗快乐的心。

17. 人生应当有所敬畏，才不会为所欲为。敬，不是表面的供奉而是由衷的坦诚；畏，不是内心的懦弱而是灵魂的震撼。贤者畏惧，然无忧虞。知道敬畏，才能保护我们内心的良知。学会了害怕，才会不害怕；不会害怕，他的一生都可怕。内心有所敬畏者，才会懂得尊重、把握分寸、守住底线。

18. 再美的春天也难免会有枯叶飘零，但这无碍于春意盎然的盛景；再好的晴天也会有乌云飘过，但它遮蔽不住整个世界的光明；再清澈的水也免不了会有杂质，但依然能够映照出蓝天和你的面庞。幸福不会是纯粹的，也从来不曾绝对。幸福生活也会有杂质，但它不会使幸福贬值，更不至于让幸福变质。

19. 一个人不想努力的时候，你怎么帮他都没有用！一个人不想被点燃的时候，你怎么燃烧都没有用！自己想醒，没有闹钟也可以醒来！自己想努力，没有帮助也可以成功。自己想点燃梦想，一根火柴足以形成燎原之火。自己是一切的根源，想改变一定得靠自己。

20. 珍惜生命，学会喜欢自己。假如我们要依赖别人才能得到快乐与满足，则无疑为别人增添了负担，并影响到彼此之间的关系。要喜欢、尊重、欣赏我们自己，这不但能培养出健康成熟的个性，也能增进与他人相处的能力。

21. 越是有故事的人越沉静简单，越是肤浅的人越浮躁不安；人最先成熟的不是身体，而是言谈举止间的气质和智慧，人最先衰老的不是容颜，而是不顾一切的勇气；敢于背上超出承受能力的包袱，经历一段后会发现自己比想象的优秀很多；成功的人不仅仅是才华横溢，而是坚强的意志及平和低调诚实让人信任的品行。

22. 心态好，人缘就好，因为懂得宽容；心态好，做事顺利，因为不拘小节；心态好，生活愉快，因为懂得放下。别让脾气和本事一样大，越有本事的人越没脾气。心态好的人，处处圆融，处处圆满。好的心态，能激发人生最大的潜能，是你最大的财富。

23. 活得累，是因为能左右你心情的东西太多。天气的变化，人情的冷暖，不同的风景都会影响你的心情，而它们都是你无法左右的。看淡了，天，无非阴晴，人，不过聚散，地，只是高低。沧海桑田，我心不惊，安稳自然。随缘自在，不悲不喜，便是晴天。

24. 贪心、嗔恨、愚痴、傲慢、怀疑这五毒烦恼，没有认识它时，它就像大石头一样，压在每个人的头上。一旦认清了烦恼的本性是智慧，一切烦恼自然解脱，所有的石头都会卸掉。

25. 生活有两大误区：一是生活给人看，二是看别人生活。只要自己觉得幸福就行，用不着向别人证明什么。千万不要光顾着看别人，而走错了自己脚下的路。

26. 人一生中，一切伟大的行动和思想，都有一个微不足道的开始。好好扮演自己的角色，做自己该做的事情，只要开始，就不要停止，只要不停止，就会有成功。

27. 假如我们要依赖别人才能得到快乐与满足，则无疑为别人增添了负担，并影响到彼此之间的关系。要喜欢、尊重、欣赏我们自己，这不但能培养出健康成熟的个性，也能增进与他人相处的能力。

28. 物转星移，寂寞的光年里，桃花依旧笑春风。也许是我们太过忙碌，忽略了嘈杂的街市亦有清新的风景，又或许是在修炼的过程中，欠缺了一些重要的片段。不知道，人生需要留白，残荷缺月也是一种美丽，粗茶淡饭也是一种幸福。生活原本就不是乞讨，无论日子过得多么窘迫，都要从容地走下去，不辜负一世韶光。

29. 俗世喧嚣，红尘扰攘，我们在其中摸爬滚打，难免会让灵魂蒙尘。蒙尘的灵魂，就像一面蒙尘的镜子，让你看不清自己，迷失在纷纭杂乱的世界里，丢失了纯净的本心。所以，要学会为灵魂沐浴，清醒地活着，活成一株清雅的荷，不管身处何境，永远留有属于自己的芬芳。

30. 人活着不是靠身体，而是靠心。有时候，换个心情，你会快乐些。心是一块田，靠自己去播种，种善因，故得善果；种恶因，故得恶果。如果你有一颗宽容的心，有一颗善良的心，有一颗充满生机的心，你就是播下了快乐的种子，就会收获一颗快乐的心。

31. 看淡，就是好心境；想开，就有好心情。万物在说法，看你如何着眼。凡事都是多棱镜，不同的角度，看到不同的结果。一个苹果，有人喜欢赏玩其色泽，有人想品尝其美味。你在乎的，对你来说，就是好的。时过境迁，曾经苦苦盼望的，在今天也许一文不值。繁华三千，看淡即是云烟；烦恼无数，想开就是晴天。

32. 不可看到别人的好，便心生忌妒；看到别人的丑，便心生厌恶；看到别人的穷，便心生不屑；看到别人病老，便心生厌弃；看到别人不幸，就幸灾乐祸。要有随喜之心，慈悲之心，同情之心。人生无常，好与坏，美与丑，富与穷，健康与疾病，在瞬间都可能发生逆转，因此对别人好点就是对自己慈悲。

33. 人生，输输赢赢，或得或失，每一寸光阴都承载着悲喜。学会沉淀，沉淀阅历形成智慧，沉淀情感丰满心灵，沉淀心情换取宁静。沉淀，不是消沉，是用一颗淡然的心审视浮躁，是在宁静中找到属于自己的位置。

34. 人在路上，鞋磨破了可以换，但路必须自己走；心在心上，喜可与人分享，但伤只能自己扛。累不累脚最懂，苦不苦心最明。别为累找借口，一无所有就是拼的理由；别为苦找不安，没有苦中苦，哪得甜上甜。笑，不代表没伤心过；哭，不代表从此屈服。尝到了看不透的痛苦，才有了经历后的领悟；失去了曾经的拥有，才懂得珍惜为何物。

35. 人生可赶，且不可急。赶，是风景；急，只会让心灵煞风景。赶，是山一程，水一程，千里万里；急，是雨一阵，风一阵，风雨交加。优雅的人生，是一颗平静的心，一个平和的心态，一种平淡的活法，滋养出来的从容和恬淡。有些事情，需要用漫长的时光去守候，有些目标，需要用挚诚的耐心去等待，都是急不得的。

36. 一些事，不一定再经历。一些人，不一定再遇到。一些路，不一定再重走。时刻提醒自己，珍爱一切吧。让心中怀着爱与慈悲走在人生的路上，懂得体谅，懂得理解，懂得宽容，懂得谦让。每一个生命，都独一无二。每一个日子，都不可多得。愿每一个生命的每一个日子，温馨，安宁，幸福。

37. 让你烦恼的人，是来帮你的；让你痛苦的人，是来渡你的；让你怨恨的人，是你生命的贵人；让你讨厌的人，是助你成长的；因为，凡是你所抗拒的事物，其实都是你自己的侧面，是另一个你自己。

38. 知足的人，虽然睡在地上，如处在天堂一样；不知足的人，即使身在天堂，也像处于地狱一般。人生，心灵富有最重要，若囿于物质欲望，即使拥有再多，也会觉得不够，这就是贫穷；反之，物质生活清贫，并不影响心灵的充实，知足而能自在付出，就是真正的富有。

39. 无论繁华与否，寂寞与否，都是人生的必经之路。我们要有勇于面对繁华的格局，也要有能够沉淀寂寞的胸怀。由于繁华，我们知生知灭，便能顶得住风浪；由于寂寞，我们心空智生，便能明了万物。

中医心质量表

一、基本信息

以下必填：

姓名：　　　　　出生年月：　　　　　出生地：　　　　　性别：

婚否：　　　　　血型：　　　　　　　身高：　　　　　　体重：

邮箱：　　　　　　　　　　　　　　　联系电话：

以下自愿选填：

工作单位：　　　　　　　　　　　　　职务职称：

身份证号：　　　　　　　　　　　　　学历（大专、本、硕、博、其他）：

学生写某校某专业（并注专本硕博）：

（我们只对所有表格进行大数据处理，不涉及任何个人信息。对本表所涉的个人内容，我们完全予以保密）

二、调研信息

（一）正常心质 A 表。 以下只能选择正确 1 条，必要时不超过 2 条，在合适项的括号内打✓：

1. 我很有主见，办事非常沉稳利索。（　　　）
2. 我比较温柔，认为自己属于内秀。（　　　）
3. 我不善表达，见人感觉害羞自惭。（　　　）
4. 我比较张扬，喜欢冲动和多说话。（　　　）
5. 我比较敏感，在乎人家说我什么。（　　　）
6. 我反应较慢，往往是事后诸葛亮。（　　　）
7. 我比较矛盾，常常置于两难境地。（　　　）
8. 我比较圆融，做事考虑非常周全。（　　　）

（二）正常心质 B 表。 以下只回答是与否，在合适项内打✓或 ×：

1. 我非常阳光，大家都认为我有阳刚之气。（　　　）

2. 我非常随和，大家都十分喜欢我的微笑。（　　）

3. 我比较内向，很不善于表达自己的观点。（　　）

4. 我做事冲动，非常自负且常以我为中心。（　　）

5. 我想法很多，但总怀疑他人对我有看法。（　　）

6. 我不够利索，反应总是比其他人慢半拍。（　　）

7. 我容易反复，老是处在上下两难的境地。（　　）

8. 我善于社交，处理人际关系非常之老道。（　　）

（三）以下为临界心质，没有可以不填（在合适项打✓）：

1. 我非常固执，常以自我为中心。（　　）

2. 我比较任性固执，不够豁达，非常放不开。（　　）

3. 过度容忍顺从他人，缺乏独立性，容忍他人安排自己的生活。（　　）

4. 忧郁内向，离群索居、不愿社交。常常思虑过多，对自己做的事总没把握。（　　）

5. 急躁易怒，行为难以自控。有时情绪高度不稳定，缺乏自制自控能力。（　　）

6. 常强求别人符合其需要或意志；哗众取宠，危言耸听，情感反应强烈易变。（　　）

7. 对他人的意见和观点非常敏感，害怕他人批评，不愿意承担个人责任，在人际交往场合中感到拘束，认为自己无能，无人格魅力等。（　　）

8. 难以与人建立深厚情感，有自己奇特的思维和行为方式，并固执地坚持自己的态度，缺乏人际交往，与人和社会保持疏离。（　　）

（四）以下为心质有疾患或偏差，没有可以不填（在合适项打✓）：

1. 我常心中烦热，睡眠比较较差，多梦，常口舌干渴，咽喉肿痛。（　　）

2. 我常感觉记忆力下降，或有头晕耳鸣，腰膝酸软，手心发热。（　　）

3. 胸闷不舒，口黏，善忘，赖床，大便不爽。（　　）

4. 常常坐卧不安，健忘失眠，或胸胁疼痛，小便清长。（　　）

5. 容易头晕、头痛、眉棱骨会有压痛，时有胸胁胀痛或窜痛，偶有耳鸣，心烦，两目干涩，晨起偶有口苦咽干，小便短黄，大便易干燥。（　　）

6. 健忘多梦，或虚烦失眠，遇事难记，善忘，难以回忆，头晕目眩，或手足心热，两颧潮红，口干，或口尖糜烂。（　　）

7. 容易头晕眼花，疲倦乏力，或可出现肢体麻木（持续时间较短），记忆力减退，精力下降，咽部异物感，妇女可见乳房胀痛，月经不调。（　　）

8. 平时较为怕冷，感到疲乏、健忘，少气懒言，喜卧少动。食量较小，容易腹胀，

烦躁失眠，多梦易惊，大便较稀，小便清长。（　　）

（五）心质文化扩展表。 在合适项内打打✓（可以多选）：

1. 看书。

A 喜欢看各种各样的书（　　）；　　　　B 只看自己喜欢的书（　　）；

C 只看专业书（　　）；　　　　　　　　D 只看热炒的书（　　）；

E 基本不看书（　　）。

2. 文艺。

A 喜欢唱歌、跳舞（　　）；　　　　　　B 喜欢书法、绘画（　　）；

C 喜欢收藏（　　）；　　　　　　　　　D 喜欢诗词歌赋（　　）；

E 不爱好文艺（　　）。

3. 交友。

A 喜欢广交各类朋友（　　）；　　　　　B 不喜欢交友（　　）；

C 只交志同道合的朋友（　　）；　　　　D 我不轻易交友（　　）；

E 我基本上没有好朋友（　　）。

4. 工作。

A 我是工作狂，非常敬业（　　）；

B 我做到了问心无愧（　　）；

C 我只管分内的事（　　）；

D 平时工作不够抓紧，到最后才开始全面冲刺（　　）；

E 工作不顺，能凑合完成就好（　　）。

5. 业余。

A 喜欢烹饪（　　）；　　　　　　　　　B 喜欢旅游（　　）；

C 喜欢宗教（　　）；　　　　　　　　　D 喜欢影视（　　）；

E 没有业余爱好（　　）。

6. 运动。

A 我非常喜欢锻炼（　　）；　　　　　　B 我每天都坚持锻炼（　　）；

C 我喜欢运动量大的锻炼（　　）；　　　D 我喜欢静态养生或室内锻炼（　　）；

E 我不喜欢或基本上不锻炼（　　）。

7. 时政。

A 我非常关心政治（　　）；　　　　　　B 我不太关心政治（　　）；

C 我非常关注小道消息（　　）；　　　　D 我只关心明星的消息（　　）；

E 我只关心突发事件（　　）。

8. 处事。

A 我什么都想管（　　　）；

B 我只想管好自己（　　　）；

C 我做人做事非常谨慎（　　　）；

D 我比较马虎，对做过的事往往不太满意（　　　）；

E 除了自己，其他啥都不关心（　　　）。